前　言

中医整脊疗法，是继承中医整体观、系统论和动态观的思维，以中医的脊柱运动力学新理论为指导，运用理筋、调曲、练功的治疗原则，包括正脊调曲法、针灸推拿法、内外用药法、功能锻练法的综合疗法。中医整脊学对脊柱骨关节和椎间盘伤病并发脊髓、脊神经、颈椎椎动脉损伤以及脊源性疾病进行诊断和治疗的学科。

《中医整脊常见病诊疗指南》（以下简称《指南》），包括急性斜颈、寰枢关节错位、钩椎关节紊乱症、急性颈椎间盘突出症、颈椎椎曲异常综合征（颈椎失稳症）、颈椎管狭窄症、颈腰椎间盘病、胸背肌筋膜炎、腰椎后关节错缝症、腰椎间盘突出症、腰椎滑脱症、退变性腰椎管狭窄症、腰骶后关节病、臀部皮神经卡压征、骶髂关节错缝症、颈脊源性血压异常症、脊源性心悸怔忡症、脊源性胃肠功能紊乱症、脊源性月经紊乱症、脊源性髋膝痛、骶髂关节致密性骨炎、强直性脊柱炎椎曲异常症、青少年特发性脊柱侧弯症、脊椎骨骺软骨病、骨质疏松脊椎并发症共 25 个部分。

脊源性疾病，又称脊柱相关疾病，指脊柱骨关节紊乱，刺激或损伤脊神经和交感神经（在颈椎还损伤椎动脉），影响到脊神经所支配的脏器功能，或颈椎动脉对脑供血障碍而出现症状。这类疾病是当前临床常见病，整脊疗效确切，为本《指南》的重要内容。

本《指南》所收载疾病，是当前临床常见、整脊疗效好的部分脊柱劳损病。随着疾病谱的演变和整脊诊疗技术的发展，《指南》的内容将逐步增加。

本《指南》由中华中医药学会提出并发布。

本《指南》由中华中医药学会整脊分会归口。

本《指南》主要起草单位：中华中医药学会整脊分会、北京昌平区光明骨伤医院。参加起草单位（按疾病顺序排列）：河南省中医院、江苏省常州市中医院、山东省即墨市中医院、福建中医药大学附属第二人民医院、广东省潮州市中心医院、上海中医药大学附属龙华医院、浙江省温州市中西医结合医院、浙江省台州市路桥医院、广东省深州市中医院、解放军兰州军区总医院、河南省洛阳正骨医院、广东省佛山市中医院、成都军区昆明总医院、解放军 478 医院、黑龙江省大庆中医骨伤病医院、承德医学院附属医院、广西中医药大学骨伤科研究所、广西民族医院、广西骨伤医院、北京电力医院、河南省南阳市中医院、甘肃省中医院、陕西省中医院、辽宁省大连市中医骨伤科研究所、贵阳中医学院第一附属医院和贵阳医学院附属医院等。

本《指南》主要起草人（按疾病顺序排列）：杨豪、李沛、史栋梁（急性斜颈）；陈剑俊、潘东华（寰枢关节错位）；王诗忠、仲卫红、林汉凌（钩椎关节紊乱症）；林廷章、周元安、戴国文（急性颈椎间盘突出症）；王拥军、周重建、唐占英、施杞（颈椎椎曲异常综合征、颈腰椎间盘病）；张鸿振、应有荣、林初勇（颈椎管狭窄症）；朱其广、林远方、郑晓斌（胸背肌筋膜炎）；白孟海、杨书生（腰椎后关节错缝症）；鲍铁周、宋永伟、李新生（腰椎间盘突出症）；张盛强、朱干、陈东军（腰椎滑脱症）；邹培、王继伟（退变性腰椎管狭窄症）；王秀义（腰骶后关节病）；徐山、杜志峰、王书君（臀部皮神经卡压征）；黄俊卿、田新宇（骶髂关节错缝症）；周学龙、谭树生、谢冰（颈脊源性血压异常症）；任丰涛、段朝霞、安平（脊源性心悸、怔忡症）、李俊杰、蔡军（脊源性胃肠功能紊乱症）、潘华、刘春云（脊源性月经紊乱症）、韦春德、胡思进（脊源性髋膝痛）、李盛华、谢兴文、赵道洲（骶髂关节致密性骨炎）、党建军、程宏毅、李强（强直性脊柱炎椎曲异常症）、王秀光、潘东华（青少年特发性脊柱侧弯症）、周成刚（脊椎骨骺软骨病）、王松、罗小光、张培琴（骨质疏松脊椎并发症）等。

专家指导小组成员：葛宝丰、顾云伍、韦以宗、韦贵康、王之虹、罗建明、吴成如、孙永章、陈逊文、陈忠良、张国仪、李云钦等。

引　言

　　《中医整脊常见病诊疗指南》（以下简称《指南》）的编写目的在于规范常见脊柱劳损病的中医临床诊断、治疗，为临床中医师提供常见脊柱劳损病整脊常规处理策略与方法，全面提高常见脊柱劳损病中医临床疗效和科研水平。本《指南》的编写遵循科学性、实用性、严谨性原则，符合医疗法规和法律要求，具有指导性、普遍性和可参照性。可作为中医整脊临床医师、科研人员及相关管理人员临床实践、诊疗规范和质量评定的重要参考依据。

　　本《指南》是国家中医药管理局政策法规与监督司立项的标准化项目之一。于2007年9月开始启动，至2010年5月最后定稿。期间，分别在重庆、温州、湘潭、贵阳和即墨举行专家论证会5次，信函调查4次。参与论证和信函调查的专家遍及全国28个省、市、自治区和香港特别行政区，合计60余人。《指南》的编写与修订建立在专家共识基础之上，专家论证与信函调查交替进行，直至达成一致意见，最终定稿。

急 性 斜 颈

1 范围

本《指南》规定了急性斜颈的诊断、治疗。

本《指南》适用于急性斜颈的诊断和治疗。

2 术语和定义

下列术语和定义适用于本《指南》。

急性斜颈 acute torticollis（stiff neck）

急性斜颈指因颈部一侧肌肉突发性疼痛，而致头颈部被限制，或屈曲位，或后伸位，向一侧倾斜。该病好发于青少年。

急性斜颈俗称"落枕"，又称"失枕"。

3 诊断

3.1 诊断要点

3.1.1 病史

多因睡眠姿势不当，枕头高低不适；或因睡眠时颈肌受凉而致。起病突然，往往于睡眠后急性发病。

3.1.2 临床表现

3.1.2.1 症状

一侧颈部肌群紧张僵硬、酸胀疼痛，疼痛严重可放射至肩背、上肢及头部；颈部呈强迫斜颈状，患者头向患侧倾斜，下颌转向健侧。

3.1.2.2 体征

颈部屈伸、旋转活动受限，向患侧旋转尤为明显；触诊检查颈部肌紧张呈僵硬状态；患侧胸锁乳突肌、斜方肌、肩胛提肌有明显压痛。

3.1.2.3 影像学检查

排除颈椎先天畸形、颈椎脓肿、颈椎结核、颈椎肿瘤等。X线摄片可有颈椎生理曲度、序列的改变。

3.1.3 诊断分期

分急性期、缓解期。

3.1.3.1 急性期

症状初起，颈部疼痛，不能活动，头颈运动严重障碍。

3.1.3.2 缓解期

起病3～5天后，疼痛已减轻，能轻度活动头颈，但还受限制。

3.2 鉴别诊断

3.2.1 先天性斜颈

为出生后即发现颈部向一侧倾斜的畸形，分为肌源性斜颈和骨源性斜颈两种，表现为斜颈，颈部肿块，面部不对称且呈进行性加重。

3.2.2 钩椎关节紊乱症

是指因头颈姿势不正，颈肌肌力失衡，导致钩椎关节紊乱，引起颈项疼痛，活动障碍。表现为颈项疼痛或牵涉肩背痛，颈肌紧张，颈部活动受限，局部肌肉压痛，X线摄片可见钩椎关节不对称。

3.2.3 急性颈椎间盘突出症

是指因劳损或颈部受凉等外因导致颈肌力学失衡，颈椎骨关节位移，椎间孔错位，神经根与突出之椎间盘产生卡压，而出现急性颈背痛、上肢麻痹痛等系列症状。表现为突发颈肩背痛，并上肢麻痹、窜痛，颈部活动明显受限，臂丛神经牵拉试验阳性，X线摄片可见椎间隙变窄，CT或MRI检查可显示突出的椎间盘大小、形状及对颈髓压迫的程度。

3.2.4 寰枢关节错位

是指因枢椎旋转、倾斜，导致与寰椎组成的关节正常位置偏移，而引起的症状体征。表现为头后枕部胀痛不适感，头晕头痛、方位性眩晕等；X线摄片张口位提示齿状突偏歪或前倾。

4 辨证

4.1 气滞血瘀证

颈项疼痛，活动不利，活动时患侧疼痛加剧，头部歪向患侧，局部有明显压痛点。舌紫暗，脉弦紧。

4.2 风寒外袭证

颈项背部疼痛，拘紧。可兼有淅淅恶风、微发热、头痛等表证。舌质淡，舌苔薄白，脉弦紧。

5 治疗

5.1 治疗原则

以理筋治疗为主，辅以调曲、练功。

5.2 治疗方法

5.2.1 理筋疗法

5.2.1.1 药熨法

颈部患侧药熨，采用活血化瘀、温经通络的中药打成粗粉，加酒、醋各半拌匀，加热后纱布包裹，在病变局部热熨致皮肤潮红。每日1次，每次30分钟。

5.2.1.2 针刺法

针刺风池、风府、健侧内关、颈项穴，每日1次，每次30分钟。

5.2.1.3 推拿法

急性期不宜行推拿手法治疗。进入缓解期后可行以下理筋手法：①拇指按揉肩井、肩中俞等，以酸胀为度，同时令患者缓缓转动颈项，使肌肉放松。②用小幅度捏揉法捏揉颈项及患肩，或弹拨紧张的肌肉，重点为压痛点，使肌肉逐渐放松。③施㨰法于颈项及肩背部肌肉，进一步缓解肌痉挛。④按揉、弹拨、滚动过程中，适当配合数次颈部屈伸、侧屈及左右旋转等被动活动，以改善颈部功能。

5.2.1.4 拔罐法

急性期缓解后，酌情在颈部患侧行闪罐法，应顺肌肉走行进行拔罐。

5.2.2 正脊调曲疗法

5.2.2.1 正脊骨法

急性期一般不适合用正脊骨法。急性期缓解后，可行正脊骨法，可选正脊骨法中的牵颈折顶法，以纠正颈椎骨关节位移、序列的紊乱（正脊骨法具体操作方法及适应证、禁忌证、注意事项见附录A）。

5.2.2.2 牵引调曲法

急性期缓解后（一般3天后），可行仰卧位颈椎布兜牵引法，重量为3~6kg，每次30分钟，每日1次。（牵引调曲法具体操作方法及适应证、禁忌证、注意事项见附录A）

5.2.3 药物治疗

5.2.3.1 分证论治

5.2.3.1.1 气滞血瘀证

治法：活血化瘀，理气止痛。

主方：和营止痛汤（《伤科补要》）加减。

5.2.3.1.2　风寒外袭证

治法：疏风散寒，通络止痛。

主方：葛根汤（《伤寒论》）加减。

5.2.3.2　药物外治

疼痛严重者可口服非甾体类消炎止痛药，肌肉痉挛严重者可加用适量肌松剂。

5.2.4　练功疗法

选用"健脊强身十八式"中的第一式至第四式进行功能锻炼。（图示见附录B）

5.3　注意事项

5.3.1　观察疗程一般1~2周，如仍未缓解，需注意合并症。

5.3.2　急性期不宜做颈椎牵引及颈部推拿按摩。

5.3.3　急性期禁用颈部旋转法或斜扳法。

5.3.4　药熨时温度以患者适应为宜，不能过烫，避免烫伤；所用药物尽量选择对皮肤刺激小的，熨后如局部皮肤有红点、出现过敏反应者，需停用本法。

———————

寰枢关节错位

1 范围

本《指南》规定了寰枢关节错位的诊断、治疗。

本《指南》适用于寰枢关节错位的诊断和治疗。外伤引起的寰枢关节错位不在本《指南》范围。

2 术语和定义

下列术语和定义适用于本《指南》。

寰枢关节错位 displacement of the atlantoaxial joint

寰枢关节错位是指因枢椎旋转、倾斜，导致与寰椎组成的关节正常位置偏移，而引起的症状、体征。

寰枢关节错位有文献资料称"寰枢关节半脱位"、"寰枢关节移位"。西医称"自发性寰枢椎脱位"。属中医"头痛"、"眩晕"的范畴。

3 诊断

3.1 诊断要点

3.1.1 病史

多发生于中青年人，以伏案工作者占多数。可有慢性劳损等病史。亦可见于少年儿童急、慢性咽炎、扁桃体炎的反复发作后引起。

3.1.2 临床表现

3.1.2.1 症状

患者有头后枕部胀痛不适感。头晕头痛、方位性眩晕，头晕、头痛可单一出现，也可同时存在；往往遇劳加重，休息减轻。方位性眩晕可以在起、卧或转头时发作。眩晕严重时可出现跌扑。头痛多为偏头痛或枕后痛，疼痛多可以忍受，往往早晨较轻，下午加重；休息减轻，遇劳加重。

部分患者伴有胸闷、心悸、咽喉不适、失眠、健忘，或者血压波动，或者视力下降、耳鸣、听力下降，或轻度面瘫。

3.1.2.2 体征

颈项僵直，活动障碍。触诊可摸到侧偏之寰椎（双乳突下寰椎不对称），局部可有压痛。桡动脉试验阳性。

3.1.2.3 影像学检查

3.1.2.3.1 X线检查

张口位摄片可见齿状突偏歪或前倾。颈椎侧位摄片颈2~3有成角变化，颈椎生理曲度变直或加大。正位摄片可见颈椎侧弯并有椎体旋转。

3.1.2.3.2 CT、MRI检查

寰枢椎CT、MRI检查可协助诊断。

3.1.2.4 辅助检查

椎动脉、椎-基底动脉TCD检查可提示单侧或双侧椎动脉供血不足或椎-基底动脉供血不足。

3.1.3 诊断分型

3.1.3.1 侧偏型

X线摄片张口位提示齿状突偏移，寰椎旋转；侧位片示颈2~3向后成角，颈曲改变。

3.1.3.2 前倾型

X线摄片张口位提示齿状突前倾，寰椎后倾，出现双边征；侧位片示颈曲增大，颈2~3呈阶梯状改变。

3.1.3.3 混合型

指前倾与侧偏同时存在。

3.2 鉴别诊断

3.2.1 梅尼埃综合征

为内耳膜迷路积水，表现为发作性眩晕，波动性听力减退及耳鸣。其特点是耳鸣加重后眩晕发作，眩晕发作后耳鸣逐渐减轻或消失。耳鼻喉科可协助诊断。

3.2.2 三叉神经痛

三叉神经分布区内反复发作的阵发性短暂剧烈疼痛，而不伴三叉神经功能破坏的表现称三叉神经痛。为骤然发生的剧烈疼痛，发作时患者常紧按或擦病侧面部可减轻疼痛，严重者可伴有同侧面部肌肉的反射性抽搐，在三叉神经的皮下走行穿出骨孔处，常有压痛点。

3.2.3 脑桥、小脑角病变

表现为眩晕及一侧听力进行性减退，行走不稳。CT 或 MRI 检查可见病侧脑桥、小脑角处占位性病变，X 线摄片可显示病侧内听道扩大，张口位寰枢椎无错位。

3.2.4 急性缺血性脑血管病

急性缺血性脑血管病临床上又称短暂性脑缺血血管病，多见于中年以上患者，发作时 2 分钟即出现症状，但多在 15 分钟恢复，无后遗症。表现为对侧肢体或面部肌肉无力、瘫痪、麻刺感，或感觉消失，构音障碍；或者突然眩晕，或口周麻刺感，双侧肢体感觉异常，或出现共济失调。

3.2.5 局限性脑梗塞

即脑卒中（俗称"中风"），多为中年以上的高血压、糖尿病、心脏病或高血脂患者，表现为一侧头痛、眩晕、呕吐，对侧身体感觉异常，偏瘫，言语不清等症状。CT、MRI 检查可协助诊断。

4 辨证

4.1 痰湿中阻证

头晕目眩，头重如裹，胸闷泛恶，甚则呕吐痰涎，嗜睡。苔白腻，脉濡滑。

4.2 肝阳上亢证

头晕目眩，两目干涩，急躁易怒，面色潮红，少寐多梦，口干口苦。舌红苔黄，脉弦。

4.3 气血两虚证

眩晕，面色不华，神疲懒言，心悸失眠，食少乏力。舌淡，脉弱。

4.4 气虚瘀滞证

头晕，头痛，疼痛如刺，痛处不移而拒按，身倦无力，少气懒言、面色淡白或晦滞。舌淡暗或见瘀斑，脉象沉涩。

5 治疗

5.1 治疗原则

以理筋、调曲、练功为主。

5.2 治疗方法

5.2.1 理筋疗法

5.2.1.1 药熨法

可在颈项部、腰背部进行药熨。将活血化瘀、温经通络的中药打成粗粉，加酒、醋各半拌匀，加热后纱布包裹，在病变局部热熨致皮肤潮红。

5.2.1.2 针刺法

针刺取风池、风府、脑空等穴，配合电针治疗，每日 1 次，每次 30 分钟，10 次一个疗程，休息 1 日，再行第二疗程。

5.2.1.3 按摩法

在寰枢部位及颈背部行理筋、分筋手法，松解肌肉粘连。

5.2.1.4 拔罐法

在颈背部走罐、拔罐。

5.2.2 正脊调曲疗法

理筋治疗后行正脊骨法之寰枢端转法纠正寰椎位移；颈椎旋提法纠正颈椎旋转倾斜；胸椎过伸提胸法纠正胸椎侧凸。（正脊骨法具体操作方法及适应证、禁忌证、注意事项见附录A）

5.2.3 药物治疗

5.2.3.1 分证论治

5.2.3.1.1 痰湿中阻证

治法：化湿祛痰，健脾和胃。

主方：半夏白术天麻汤（《医学心悟》）加减。

5.2.3.1.2 肝阳上亢证

治法：平肝潜阳，息风通络。

主方：天麻钩藤饮（《杂病证治新义》）加减。

5.2.3.1.3 气血两虚证

治法：补养气血，健运脾胃。

主方：归脾汤（《济生方》）加减。

5.2.3.1.4 气虚瘀滞证

治法：补气活血，祛瘀通络。

主方：通窍活血汤（《医林改错》）加减。

5.2.3.2 中成药

可选用具有活血通络，散风止痛作用的中成药，如颈复康颗粒或仙灵骨葆胶囊；也可局部敷贴活血止痛类膏药。

5.2.3.3 其他药物疗法

根据病情选用静脉点滴盐酸川芎嗪注射液、葛根素注射液等改善头部微循环。

5.2.4 练功疗法

可采用"健脊强身十八式"中的第一式至第十式进行康复锻炼。（图示见附录B）

5.3 注意事项

5.3.1 一般观察2～4周，X线摄片复查复位后，神经功能恢复需一段时间。

5.3.2 寰枢关节错位不宜行颈椎布兜牵引法，牵引有时易加重头晕、恶心。

5.3.3 禁用寰枢椎的高位旋转和后伸手法，也不宜用斜扳法。

5.3.4 药熨时温度以患者适应为宜，不能过烫，避免烫伤；所用药物尽量选择对皮肤刺激小的，熨后如局部皮肤有红点、出现过敏反应者，需停用本法。

钩椎关节紊乱症

1 范围

本《指南》规定了钩椎关节紊乱症的诊断、治疗。

本《指南》适用于钩椎关节紊乱症的诊断和治疗。

2 术语和定义

下列术语和定义适用于本《指南》。

钩椎关节紊乱症 uncovertebral joint derangement of the cervical spine

钩椎关节紊乱症是指因头颈姿势不正，颈肌肌力失衡，导致钩椎关节紊乱，引起颈项疼痛，活动障碍为主要表现的疾病。

钩椎关节紊乱症，属中医"颈项痛"范畴。

3 诊断

3.1 诊断要点

3.1.1 病史

本病多见于青壮年，多有睡枕不当、睡姿不正确、长时间保持一个姿势或颈项感受风寒，或颈部外伤等病史。

3.1.2 临床表现

3.1.2.1 症状

主要表现为颈项疼痛或牵涉肩背痛。颈部活动障碍，特别是旋转功能障碍，稍加旋转即颈项痛而不能再转。

3.1.2.2 体征

颈肌紧张，活动受限，以旋转功能受限为主。相关软组织的附着点、颈椎两侧的肌肉，以及斜方肌、肩胛提肌有明显的压痛，也可在棘突间有压痛。

3.1.2.3 影像学检查

X线摄片正位可见钩椎关节不对称，椎体倾斜；侧位片或示椎曲变小或有双边征。

3.1.3 诊断分期

3.1.3.1 急性期

突发头颈转动障碍，尤其不能向一侧旋转，转动即牵涉颈肩背疼痛，触压颈部有压痛，多发生于颈胸部，或由外伤引起。X线摄片可见钩椎关节不对称，颈曲稍有改变或正常。

3.1.3.2 慢性期

曾有颈项转动障碍病史，未经治疗好转，但逐渐感颈项活动不灵活，有牵拉颈肩酸痛，X线摄片有明显钩椎关节不对称，颈曲变小，或有阶梯状改变，或有双边征。

3.2 鉴别诊断

3.2.1 颈背肌筋膜炎

多见于项韧带和肩胛提肌、斜方肌，因慢性劳损或风寒湿邪侵犯，韧带肌肉受损，局部粘连或有条索状改变。若项韧带与棘突剥离，甚至钙化，表现为局部酸痛、压痛或出现弹响，但一般颈曲无改变。

3.2.2 颈椎椎曲异常综合征

指因慢性劳损，颈部肌力失衡，导致颈椎椎体旋转倾斜、椎曲异常、椎间孔变窄，刺激颈神经、臂丛神经和相邻的交感神经以及椎动脉受损，出现的系列症候群。本病影像学显示有椎间盘突出、退化，椎曲紊乱。

3.2.3　急性颈椎间盘突出症

本病有急性颈痛，上肢放射性窜痛，臂丛牵拉试验阳性，影像学显示有椎间盘突出。

4　辨证

4.1　气滞血瘀证

晨起颈项疼痛，或外伤所致活动不利。活动时患侧疼痛加剧，头部歪向患侧，局部有明显压痛点，有时可见筋结。舌紫暗，苔薄，脉弦紧。

4.2　风寒外袭证

颈项背部强痛，拘紧麻木。可兼有渐渐恶风，微发热，头痛等表证。舌淡，苔薄白，脉弦紧。

5　治疗

5.1　治疗原则

急性期以理筋疗法缓解疼痛为主，慢性期以理筋、调曲、练功为主。

5.2　治疗方法

5.2.1　急性期

5.2.1.1　理筋疗法

5.2.1.1.1　点穴转项法

点健侧内关（第2掌骨间），同时嘱患者自行转动颈项。

5.2.1.1.2　理疗法

选用直流电离子导入疗法、低频调制的中频电疗法、超声波疗法，以减轻组织水肿。

5.2.2　慢性期

5.2.2.1　理筋疗法

5.2.2.1.1　药熨法

可在颈背部进行药熨，以改善肌肉功能，采用活血化瘀、温经通络的中药打成粗粉，加酒、醋各半拌匀，加热后纱布包裹，在病变局部热熨致皮肤潮红，每次30分钟。

5.2.2.1.2　针刺法

取颈夹脊、肩井、秉风、天突、外关、列缺等穴，配合电针治疗，每次30分钟。

5.2.2.1.3　推拿法

在项背部行揉法、滚法、拿法及点按舒筋法，以放松、理顺颈肩部肌肉，以患侧为主。

5.2.2.1.4　灸法

取阿是穴、天柱、肩井、肩中俞穴，用艾条灸或艾炷灸。每穴灸10~20分钟或5~7壮。

5.2.2.1.5　拔罐及刮痧法

在颈背部痛点、肩井、天宗、肩贞等穴部位拔罐，如用刮痧则选颈背部位。

5.2.2.2　正脊调曲疗法

5.2.2.2.1　正脊骨法

行按脊松枢法、牵颈折顶法、颈椎旋提法、提胸过伸法调整椎体旋转。（正脊骨法具体操作方法及适应证、禁忌证、注意事项见附录A）

5.2.2.2.2　牵引调曲法

行仰卧位颈椎布兜牵引，以改善颈椎曲度。（牵引调曲法具体操作方法及适应证、禁忌证、注意事项见附录A）

上述理筋、调曲法每日1次，10次一疗程，休息1天再行第二疗程。

5.2.3　分证论治

5.2.3.1　气滞血瘀证

治法：活血化瘀，理气止痛。

8

主方：合营止痛汤（《伤科补要》）加减。

5.2.3.2 风寒外袭证

治法：祛风散寒，止痛。

主方：葛根汤（《伤寒论》）加减。

5.2.4 练功疗法

选用"健脊强身十八式"中第五式至第七式，自我练功。（图示见附录B）

5.3 注意事项

5.3.1 本症一般1疗程康复，如仍未康复按颈椎椎曲异常综合征治疗。

5.3.2 颈肌在紧张疼痛状态下，不宜施行旋转复位手法。

5.3.3 如颈曲变小者，先行牵颈折顶法，1周后颈曲改善，再行颈椎旋提法。

5.3.4 不宜颈椎侧扳法。

5.3.5 药敷时温度以患者适应为宜，不能过烫，避免烫伤；所用药物尽量选择对皮肤刺激小的，敷后如局部皮肤有红点、出现过敏反应者，需停用本法。

急性颈椎间盘突出症

1 范围

本《指南》规定了急性颈椎间盘突出症的诊断、治疗。

本《指南》适用于急性颈椎间盘突出症的诊断和治疗。

2 术语和定义

下列术语和定义适用于本《指南》。

急性颈椎间盘突出症 acute herniation cervical disc

急性颈椎间盘突出症，是指因劳损或颈部受凉等外因导致颈肌力学失衡，颈椎骨关节位移，椎间孔错位，神经根与突出之椎间盘产生卡压，而出现急性颈背痛、上肢麻痹痛等症状。

急性颈椎间盘突出症既往文献也有称"神经根型颈椎病"，属中医"痛痹"范畴。

3 诊断

3.1 诊断要点

3.1.1 病史

该病多发生于伏案工作者，有慢性劳损、颈部外伤、受寒凉等病史。

3.1.2 临床表现

3.1.2.1 症状

发病急，可因姿势不当、受凉后突然感到颈肩背疼痛，并上肢麻痹、窜痛，颈活动严重受限。疼痛常影响睡眠，严重者不能平卧，只能取坐位睡眠。颈部不活动时疼痛可缓解。将患侧上肢高举过头部，则感到较舒适。睡卧时为避免疼痛而将头枕在手上，或把头偏向患侧。头的位置影响症状，轻度后伸颈部即会引起较重的疼痛，夜间睡眠因颈部不自觉活动导致痛醒。急性期过后，症状稍减轻，患者可入睡。

3.1.2.2 体征

颈项部肌肉僵硬，患侧明显，可触及压痛点，颈部活动明显受限，以后伸及患侧屈曲受限明显，臂丛牵拉试验阳性。

3.1.2.3 影像学检查

3.1.2.3.1 X线检查

青春期原发性椎间盘突出，X线摄片不一定有侧弯，可以看到病变的椎间隙变窄，轻度椎曲改变。对于有陈旧性椎间盘突出因外因急性发作的患者，可有明显钩椎关节不对称、椎间孔变小、椎曲变小，椎间隙变窄。

3.1.2.3.2 CT或MRI检查

可显示突出的椎间盘大小、形状，以及对颈髓、神经根压迫的程度。

3.1.2.4 辅助检查

双上肢肌电图检查可了解神经受损部位及受压程度。

3.1.3 诊断分型

3.1.3.1 侧方神经根型

突出的椎间盘在后纵韧带的外侧、钩椎关节内侧，临床症状以椎间盘压迫脊神经根而产生的神经根性症状为主，表现为颈项痛、疼痛放射至肩胛、枕部或上肢，严重者有麻木感，臂丛牵拉试验阳性，在头顶加压使颈椎伸直或向患侧屈曲会引起神经根性痛，向上拔伸头部疼痛可缓解。

3.1.3.2 旁中央脊髓型

突出的椎间盘偏于一侧，而且介于脊神经根和脊髓之间，可以压迫二者产生单侧脊髓及神经根的压迫症状。中央型或较大的颈椎间盘突出，以脊髓受压症状为主，一般可分为三类：运动系统障碍，表现为痉挛性瘫痪，但相对较轻，没有感觉障碍；脊髓中央综合征，表现为严重的运动和感觉障碍，主要在上肢；上肢痛并脊髓受压，表现出上肢是下运动神经元受损症状，下肢是上运动神经元受损症状。神经根性痛是本型的特征。

3.2 鉴别诊断

3.2.1 急性脊髓炎

为多种原因所致脊髓炎症反应，表现为病变节段以下的瘫痪、感觉减退和自主神经功能障碍。该病初起症状可为病变节段的脊柱痛、束带感，但病情进展很快，可数小时至数天即发展至最重。急性期病损节段以下肢体弛缓性瘫痪，深浅感觉消失，大小便失禁，为脊髓休克期。经过数日至数月，腱反射出现，肌张力增高，继而反射亢进，肌力和感觉不同程度恢复。

3.2.2 颈椎椎曲异常综合征

是指因慢性劳损，颈部肌力失衡，导致颈椎椎体旋转倾斜、椎曲异常、椎间孔变窄，刺激到颈神经、臂丛神经和相邻的交感神经以及椎动脉受损，出现的颈肩背痛、上肢麻痛等症状。该病发病缓慢，症状多样而稍缓和。急性颈椎间盘突出症反复发作，病情迁延，可发展成颈椎椎曲异常综合征。

3.2.3 颈椎管狭窄症

本病发病缓慢，以上肢无力发抖、下肢步态颤抖为主要症状。影像学检查 X 线摄片显示椎曲增大、变直或反弓、颈椎侧弯，多个椎间隙变窄；CT 和 MRI 检查显示多个椎间盘突出或有韧带钙化、骨质增生、椎管节段性狭窄等。

3.2.4 脊髓半切综合征

多发于老年人，常见于颈5、6节段，陈旧性椎间盘突出呈纤维软骨化突入椎管，横贯状压迫脊髓，将脊髓向对侧挤压，导致对侧脊髓和神经根受骨性压迫。临床表现为对侧上肢痿软无力，不能抬举，但肌肉萎缩不明显，脊髓节段支配区痛感和温度降低，少汗或无汗。CT 或 MRI 检查可明确诊断。

4 辨证

4.1 血瘀证

颈部有外伤史，颈项部疼痛，可出现一侧或双侧肩、背、手的麻木疼痛，伴头痛、头晕、颈肌紧张，压痛明显。舌质暗，有瘀斑，脉弦涩。

4.2 风寒证

颈项部疼痛剧烈，遇冷则发，颈部僵硬，活动不便，一侧或双侧上肢麻木，有放射痛，皮肤感觉异常，伴头晕、恶风寒。舌质淡红，苔薄白，脉浮紧。

4.3 肝肾不足证

颈项部酸困疼痛，一侧或双侧肩、臂麻木，项部压痛，伴放射痛，颈活动不利，伴眩晕耳鸣，失眠健忘，腰膝无力。舌质红，少苔，脉细数。

5 治疗

5.1 治疗原则

急性期以活血化瘀、消除神经根水肿为主，缓解期以理筋、调曲、练功为主。

5.2 治疗方法

5.2.1 急性期

疼痛明显者应用非甾体类消炎止痛药物，静脉点滴20%甘露醇注射液及活血化瘀类中成药改善症状。

5.2.2 缓解期

可应用理筋、调曲、练功方法系统治疗。

5.2.2.1 理筋疗法

5.2.2.1.1 药熨法

颈背、胸背及疼痛侧上肢行药熨，将活血化瘀、温经通络的中药打成粗粉，加酒、醋各半拌匀，加热后纱布包裹，在病变局部热熨致皮肤潮红，以改善肌肉功能，缓解疼痛，每次30分钟。

5.2.2.1.2 针刺法

取颈4~7节段夹脊穴为主，配合痛肢循经取穴，同时加电针治疗，每次30分钟。

5.2.2.1.3 推拿法

行颈胸背分筋理筋法，如推、拿、擦、拍等法。

5.2.2.2 正脊调曲疗法

5.2.2.2.1 正脊骨法

行牵颈折顶法、颈椎旋提法和提胸过伸法以调整颈椎曲度和椎体旋转。对侧方神经根型和旁中央脊髓型颈椎间盘突出患者，先行牵颈折顶法，待颈椎曲度出现后再配合颈椎旋提法。（正脊骨法具体操作方法及适应证、禁忌证、注意事项见附录A）

5.2.2.2.2 牵引调曲法

取仰卧位颈椎布兜牵引，以调整颈椎椎间隙及颈曲。旁中央脊髓型不宜颈椎布兜牵引。（牵引调曲法具体操作方法及适应证、禁忌证、注意事项见附录A）

上述理筋、调曲疗法，每日1次，10次一疗程，休息1日后再行第二疗程。

5.2.2.3 药物疗法

5.2.2.3.1 分证论治

5.2.2.3.1.1 血瘀证

治法：活血化瘀，通络止痛。

主方：桃红四物汤（《医宗金鉴》）加减。

5.2.2.3.1.2 风寒证

治法：祛风散寒，通络止痛。

主方：羌活胜湿汤（《内外伤辨惑论》）或葛根汤（《伤寒论》）加减。

5.2.2.3.1.3 肝肾不足证

治法：补益肝肾，强筋止痛。

主方：天麻钩藤饮（《杂病证治新义》）或疏风滋血汤（《证治准绳》）加减。

5.2.2.3.2 中成药

可选用具有疏风、活血、止痛作用的中成药，如颈复康颗粒或仙灵骨葆胶囊等，也可局部敷贴活血止痛类膏药。

5.2.2.4 练功疗法

选用"健脊强身十八式"中的第一式、第五式、第六式、第七式、第八式、第九式和第十式进行功能锻炼，加强颈胸部肌肉功能，以增强其活力和韧性，维护脊柱外平衡。（图示见附录B）

5.3 注意事项

5.3.1 一般1疗程可显效，2疗程复查X线摄片，观察椎曲恢复程度，临床疗效观察4~6周。神经功能恢复可能还需较长时间。

5.3.2 疼痛剧烈、颈部活动严重受限者禁用推拿按摩手法，不宜使用牵引调曲法和正脊骨法。

5.3.3 缓解期切忌暴力推拿及正骨，牵引调曲法严格掌握适应证和禁忌证。

5.3.4 药敷时温度以患者适应为宜，不能过烫，避免烫伤；所用药物尽量选择对皮肤刺激小的，敷后如局部皮肤有红点、出现过敏反应者，需停用本法。

颈椎椎曲异常综合征（颈椎失稳症）

1 范围

本《指南》规定了颈椎椎曲异常综合征的诊断、治疗。

本《指南》适用于颈椎椎曲异常综合征的诊断和治疗。

2 术语和定义

下列术语和定义适用于本《指南》。

颈椎椎曲异常综合征 spinal curvature derangement syndrome due to cervical intervertebral disc degeneration（spondylosis）

颈椎椎曲异常综合征是指因慢性劳损，颈部肌力失衡，导致颈椎椎体旋转倾斜、椎曲异常、椎间孔变窄，刺激到颈神经、臂丛神经和相邻的交感神经以及椎动脉受损，出现的系列症候群。

颈椎椎曲异常综合征西医称"颈椎失稳症"，既往文献称为"颈椎病"，属中医"颈肩痛"、"颈项痹"或"眩晕"等范畴。

3 诊断

3.1 诊断要点

3.1.1 病史

多见于长期伏案学习、工作及中老年患者，常与风寒湿刺激、慢性劳损、咽喉部感染、颈部外伤等有关。

3.1.2 临床表现

颈椎椎曲异常综合征在临床上可分为神经根型和椎动脉型。

3.1.2.1 症状

神经根型主要表现为与脊神经根分布区相一致的感觉、运动障碍及反射变化。临床症状可见颈部单侧局限性疼痛，颈根部呈电击样向肩、臂、前臂乃至手指放射，且有麻木感。疼痛呈酸痛、灼痛或电击样痛，颈部后伸、咳嗽，甚至增加腹压时疼痛可加重，上肢沉重，酸软无力，持物易坠落。

椎动脉型临床可见随头颈部体位改变而引起眩晕，单侧颈枕部或枕顶部发作性头痛，视力减弱、耳鸣、听力下降，可有猝倒发作。常因头部活动到某一位置时诱发或加重，颈部旋转时引起眩晕发作是本病的最大特点。

3.1.2.2 体征

神经根型检查可见颈部明显僵硬，病变颈椎棘突、患侧肩胛骨内上角和胸大肌区常有压痛，上肢和手指的感觉减退，可有肌肉萎缩。可有受累神经根支配的腱反射减弱或消失。臂丛牵拉试验、压顶试验及椎间孔挤压试验均可阳性。

椎动脉型检查时可见头部后仰或旋转时，眩晕等症状发作或加重。

3.1.2.3 影像学检查

3.1.2.3.1 X线检查

可见颈椎生理曲度减小、消失或反弓，钩椎关节增生，椎间孔变窄。

3.1.2.3.2 CT检查

可清楚地显示颈椎椎管和神经根管狭窄，椎间盘突出及脊神经根受压情况。

3.1.2.3.3 MRI检查

可以从颈椎的矢状面、横断面及冠状面观察椎管内结构的改变，对脊髓、椎间盘组织显示清晰，但是如突出物小，有时不如CT检查清楚。

3.1.2.4 辅助检查

3.1.2.4.1 神经肌电图检查

神经根型可见受累的神经根支配肌节出现低电压、多相运动电位等。正中神经、尺神经的传导速度可有不同程度降低。因颈椎退变增生的节段不同，受累的神经根亦有所不同，临床上最常见的是颈5~6和颈6~7节段。

3.1.2.4.2 经颅多普勒检查

椎动脉型可提示椎－基底动脉供血不全或障碍，对本型颈椎椎曲异常综合征的诊断有重要意义。

3.1.2.4.3 脑血流图检查

对椎动脉型颈椎椎曲异常综合征的诊断有参考价值。多在颈椎自然位和转颈位检查，如出现主波峰角变圆、重搏波峰低或消失，主波上升时间延长，波幅降低则提示椎－基底动脉供血不足。

3.2 鉴别诊断

3.2.1 神经根型颈椎椎曲异常综合征

应与急性斜颈、钩椎关节紊乱症、急性颈椎间盘突出症、颈肋综合征、颈肌筋膜炎、肩周炎、胸廓出口综合征、肘管综合征、腕管综合征相鉴别。

3.2.1.1 急性斜颈

诊断要点详见本《指南》"急性斜颈"。

3.2.1.2 钩椎关节紊乱症

诊断要点详见本《指南》"钩椎关节紊乱症"。

3.2.1.3 急性颈椎间盘突出症

诊断要点详见本《指南》"急性颈椎间盘突出症"。

3.2.1.4 颈肋综合征

多因第7颈椎横突过长或有颈肋的机械压迫，前斜角肌痉挛压迫臂丛神经和锁骨下动脉而产生。主要表现为手指发凉、发紫或苍白，高举患肢时症状减轻，Adson 试验阳性。X 线摄片示第7颈椎横突过长或横突外端有游离小肋骨。

3.2.1.5 颈肌筋膜炎

颈部剧痛较广泛，但无明显放射痛。少有麻痛，若有则麻木区不按脊神经节段分布，无腱反射异常。X 线摄片多未见异常。抗炎药物有效。

3.2.1.6 肩周炎

多见于50岁左右患者。肩部疼痛，活动受限，一般不向前臂放射。压痛点多在肱二头肌短头、喙突附着处及肱二头肌长头腱鞘部。

3.2.1.7 胸廓出口综合征

本病疼痛多呈针刺样或烧灼样，可出现典型的臂丛神经痛。疼痛多从受压点向患侧颈部、腋下、前臂内侧及手部放射。患侧手高举而不耸肩时，锁骨动脉受压，出现手部皮肤变冷、苍白，甚至出现典型的雷诺现象。

3.2.1.8 肘管综合征

临床主要表现为手背尺侧、小鱼际、小指及环指尺侧半感觉异常，通常为麻木或刺痛。检查可见手部小鱼际肌、骨间肌萎缩，及环、小指呈爪状畸形，夹纸试验阳性，尺神经沟处 Tinel 征阳性。电生理检查发现肘下尺神经传导速度减慢，小鱼际肌及骨间肌肌电图异常。

3.2.1.9 腕管综合征

是由于正中神经在腕管内受压，导致手指麻木、疼痛和雷诺现象。与手腕过度背伸有关。突出症状是麻木，一般限于桡侧3个手指，几乎所有患者在夜间发作或加剧，影响睡眠。腕管韧带加压试验与腕关节背屈试验阳性，但颈神经根牵拉和压顶试验阴性。

3.2.2 椎动脉型颈椎椎曲异常综合征

应当与寰枢关节错位、梅尼埃综合征、脑动脉硬化、颅内肿瘤等相鉴别。

3.2.2.1 寰枢关节错位

诊断要点详见本《指南》"寰枢关节错位"。

3.2.2.2 梅尼埃综合征

发作突然，有四周景物或自身在摇晃的错觉，易受光线、情绪波动等刺激而眩晕加重。眩晕发作有规律性，伴有水平性眼球震颤，缓解后可毫无症状。神经系统检查无异常发现，前庭功能试验不正常。

3.2.2.3 脑动脉硬化

有大脑皮层功能减退症状，如头晕、记忆力减退，与颈椎活动无关。多伴有眼底动脉、主动脉、冠状动脉硬化的症状。血压特点是舒张压高，收缩压低，即脉压差减少。血清总胆固醇量增高，总胆固醇与磷脂的比值增高，β－脂蛋白和甘油三酯增高等。

3.2.2.4 颅内肿瘤

第四脑室或颅后凹肿瘤可直接压迫前庭神经及其中枢，患者转头时可突发眩晕。常有头痛、呕吐等颅内压增高征。头颅CT检查可发现肿瘤病灶。

4 辨证

4.1 风寒证

颈项强硬，活动不利，疼痛由颈项窜至肩或上肢，遇寒痛甚。苔薄白，脉浮紧。

4.2 虚寒证

上肢麻木、疼痛，以麻木为主，兼有四肢欠温，疲倦乏力，怕冷。舌肿大，苔薄白，脉沉细。

4.3 肝阳上亢证

血压偏高，头晕目眩，耳鸣多梦，肢体麻木，情绪激动时易诱发。舌红少津，脉细弦。

4.4 气血亏虚证

头晕眼花，面色苍白，气短乏力。脉细无力，舌质淡。

4.5 痰湿中阻证

头晕头痛，四肢沉重乏力，神倦懒言，呕恶痰涎，纳差腹胀。苔厚腻，脉弦细。

5 治疗

5.1 治疗原则

以理筋、调曲、练功为三大治疗原则。

5.2 治疗方法

5.2.1 理筋疗法

5.2.1.1 药熨法

在颈背部进行药熨，以改善肌肉功能。可将活血化瘀、温经通络的中药打成粗粉，加酒、醋各半拌匀，加热后纱布包裹，在病变局部热熨致皮肤潮红。每日1次，每次30分钟，10次一个疗程，休息1日，再行第二疗程。

5.2.1.2 针刺法

取大椎、关元、气海、足三里、阿是穴等穴位，可配合电针治疗，每日1次，每次30分钟，10次一个疗程，休息1日，再行第二个疗程。

5.2.1.3 推拿法

对症状较轻者可行滚法、拿法、揉法等手法放松颈项部肌群。

5.2.1.4 拔罐法

可取肩井穴、大椎穴、天宗穴、肩贞穴等进行拔罐治疗。

5.2.1.5 针刀法

对症状严重者可配合小针刀局部松解治疗。

5.2.2 正脊调曲疗法

5.2.2.1 正脊骨法

基本手法有牵颈折顶法、颈椎旋提法。牵颈折顶法每日1次，10次一疗程，休息1日，再行第二疗程。颈椎旋提法据病情选用。（正脊骨法具体操作方法及适应证、禁忌证、注意事项见附录A）

5.2.2.2 牵引调曲法

行颈椎布兜牵引法，每日1次，10次一疗程，休息1日再行第二疗程。（牵引调曲法具体操作方法及适应证、禁忌证、注意事项见附录A）

5.2.3 药物治疗

5.2.3.1 分证论治

5.2.3.1.1 风寒证

治法：祛风散寒，通络止痛。

主方：葛根汤（《伤寒论》）加减。

5.2.3.1.2 虚寒证

治法：益气温经，和营通痹。

主方：黄芪桂枝五物汤（《金匮要略》）加减。

5.2.3.1.3 肝阳上亢证

治法：平肝潜阳，息风止痉。

主方：天麻钩藤饮（《杂病证治新义》）加减。

5.2.3.1.4 气血亏虚证

治法：益气养血，提升清阳。

主方：益气聪明汤（《证治准绳》）加减。

5.2.3.1.5 痰湿中阻证

治法：化痰利湿，舒筋通络。

主方：温胆汤（《三因极一病证方论》）加减。

5.2.3.2 中成药

选用具有活血通络、散风止痛作用的中成药，如颈复康颗粒或仙灵骨葆胶囊，也可局部敷贴活血止痛类膏药。

5.2.4 练功疗法

练功疗法是巩固疗效、防止复发的重要手段。可选用"健脊强身十八式"中第一式至第七式和第十八式之一进行康复训练。（图示见附录B）

5.3 注意事项

5.3.1 颈椎椎曲异常综合征正脊调曲治疗一般1个疗程显效，2个疗程复查X线摄片观察椎曲恢复程度。疗效观察为2~6疗程。肌肉神经功能恢复靠自主练功。

5.3.2 推拿手法治疗宜柔和，切忌暴力。

5.3.3 椎动脉型椎曲病理反弓的患者，不宜使用旋转颈椎的手法。

5.3.4 药敷时温度以患者适应为宜，不能过烫，避免烫伤；所用药物尽量选择对皮肤刺激小的，敷后如局部皮肤有红点、出现过敏反应者，需停用本法。

5.3.5 关节退变、增生，既是人体衰老的表现，也是脊柱劳损病因之一。可选用调补肝肾、改善软骨代谢类营养品，如氨糖胶囊、三七葡萄籽胶囊、枸杞茯苓胶囊等。

_____

颈椎管狭窄症

1 范围

本《指南》规定了颈椎管狭窄症的诊断、治疗。

本《指南》适用于颈椎管狭窄症的诊断和治疗。

2 术语和定义

下列术语和定义适用于本《指南》。

颈椎管狭窄症 cervical spinal canal stenosis

颈椎管狭窄症是指由于外伤、劳损等因素，椎曲紊乱，导致椎管旁组织突入或增生，椎管管腔序列位移，椎间盘黄韧带平面空间变窄，颈髓受压而引起的一系列症状。

颈椎管狭窄症既往文献称"脊髓型颈椎病"，属于中医"痿证"范畴。

3 诊断

3.1 诊断要点

3.1.1 病史

发病年龄多在40岁以上，常有慢性劳损的因素，或有外伤史。

3.1.2 临床表现

3.1.2.1 症状

主要表现为慢性进行性的四肢感觉及运动障碍。自觉下肢麻木，肌肉发紧，步态不稳，头重脚轻，有踩棉花样感觉；或上肢发抖、无力，手指精细运动功能障碍；胸闷有束带感；或伴心悸，头痛，睡眠欠佳，头晕；严重者有痉挛性不全瘫痪，甚则小便障碍。

3.1.2.2 体征

下肢感觉、运动障碍为其首发症状，单侧或双侧下肢麻木、沉重感，步态不稳，双下肢多有感觉障碍，深感觉存在；或下肢肌张力增高，呈不完全性痉挛性瘫痪；膝、跟腱反射亢进，踝、髌阵挛阳性，肌痉挛侧的Babinski征阳性。

颈部僵硬，后伸或侧屈活动受限，棘突或棘突旁有压痛。

上肢可出现一侧或两侧的感觉减退，肌力下降，持物不稳，精细动作困难。肱二、三头肌腱反射亢进，Hoffmann征阳性。

感觉障碍平面不规则，躯干部常从第2或第4肋以下感觉障碍，部分病人有大小便功能障碍。如出现痛觉、温觉与触觉分离现象，多为脊髓半侧受压所致，即半切综合征。

3.1.2.3 影像学检查

3.1.2.3.1 X线检查

颈椎平片上可见颈椎曲度变直或向后成角，或阶梯状改变，椎间隙狭窄，钩椎关节不对称，椎体后缘骨刺形成，斜位片可见椎间孔变小、关节突关节重叠、韧带钙化等。

3.1.2.3.2 CT检查

是颈椎管狭窄症的常规检查，可以显示椎体后缘骨刺、多个椎间盘突出、椎管容积减小、黄韧带的增厚及钙化情况。

3.1.2.3.3 MRI检查

显示多个椎间盘突出，椎管节段性狭窄，可见后纵韧带或黄韧带增厚等。

3.1.2.4 辅助检查

肌电图检查：神经体感电位（SEP）潜伏期平均值延长者为传导障碍，提示脊髓、神经压迫性损害。

3.2 鉴别诊断

凡有脊髓刺激或者损害的病变均需与颈椎管狭窄症相鉴别。从普通 X 线摄片即能鉴别颈椎骨折脱位、寰枢椎半脱位、颈椎先天性畸形、颈椎骨结核、骨肿瘤等。此外尚有以下几种疾病需与本病相鉴别。

3.2.1 脊髓肿瘤

在疾病的早期，单凭症状和体征甚至 X 线摄片，颈椎椎管内肿瘤和颈椎管狭窄症难以鉴别。脊髓肿瘤一般症状呈进行性发展，到了晚期则可出现四肢完全性瘫痪以及大小便失禁等表现，进展速度比颈椎管狭窄症要快得多。颈椎管狭窄症除非发病后颈部受到外伤，较少出现四肢完全性瘫痪的情况。X 线摄片可见椎管扩大或椎间孔变大。MRI 检查能确定椎管内肿瘤的诊断。

3.2.2 脊髓空洞症

好发于 20～30 岁男性，感觉分离为其重要的特征，即痛温觉减退或消失，而触觉存在。X 线摄片正常，MRI 检查可直接发现颈脊髓上有空洞形成。

3.2.3 肌萎缩型脊髓侧索硬化症

本病可有广泛的上运动神经元和下运动神经元损害的各种表现，呈进行性发病，但无感觉障碍及括约肌障碍，罕见智能及精神障碍；有肌束颤动；肌电图检查可出现前角病变的典型改变；颈椎 X 线摄片无改变；腰穿奎氏试验通畅；脊髓碘油造影无梗阻。

3.2.4 后纵韧带骨化症

本病可与颈椎管狭窄症合并存在。其 X 线摄片表现在侧位片上可见椎体后方相当于后纵韧带部位有密度增高骨化影，大小形态不一。CT 检查能准确了解后纵韧带骨化的形态、成熟度、位置、范围、对脊髓的压迫等情况。

4 辨证

4.1 肝阴不足证

头目眩晕，胸闷心悸，睡眠不宁，四肢麻痹、颤抖、无力，面色苍白。舌质淡红，舌苔白，脉弦细、无力。

4.2 督脉阳虚证

四肢无力发冷，疲倦，盗汗或自汗，便溏、尿频。舌质淡红，舌苔白滑，脉虚无力。

5 治疗

5.1 治疗原则

理筋，调曲，练功，以上病下治为主。

5.2 治疗方法

5.2.1 理筋疗法

5.2.1.1 药熨法

对颈胸背部进行膏摩药熨，缓解肌肉紧张粘连。可将活血化瘀、温经通络的中药打成粗粉，加酒、醋各半拌匀，加热后纱布包裹，在病变局部热熨致皮肤潮红。

5.2.1.2 针刺法

选用颈夹脊穴和胸椎的华佗夹脊穴、肩井、肩中俞、肩外俞、曲垣等穴针刺调压；四肢穴位按循经取穴。可配合电针治疗，每日 1 次，每次 30 分钟，10 次一个疗程，休息 1 日，再行第二个疗程。

5.2.2 正脊调曲疗法

5.2.2.1 正脊骨法

以提胸过伸法及胸腰旋转法为主，用以调整颈、胸、腰椎曲度和椎体旋转。症状缓解后适当选用牵颈折顶法。（正脊骨法具体操作方法及适应证、禁忌证、注意事项见附录 A）

5.2.2.2　牵引调曲法

采用上病下治方法为主，重点应用四维调曲法调整腰曲，复原胸椎。（牵引调曲法具体操作方法及适应证、禁忌证、注意事项见附录A）

上述理筋、调曲疗法每日1次，10次一疗程，休息1日，再行第二疗程。

5.2.3　药物疗法

5.2.3.1　分证论治

5.2.3.1.1　肝阴不足证

治法：滋阴养肝，祛风除湿。

主方：独活寄生汤（《备急千金要方》）加减。

5.2.3.1.2　督脉阳虚证

治法：补肾填精，通调督脉，强筋健骨。

主方：肾气丸（《金匮要略》）或补肾熟干地黄丸（《圣济总录》）或还少丹（《普济方》）、右归饮（《景岳全书》）、舒筋保安汤（《普济方》）。

5.2.3.2　中成药

选用活血化瘀、舒筋止痛作用的中成药，如颈复康颗粒、仙灵骨葆胶囊。

5.2.3.3　其他药物

5.2.3.3.1　脱水疗法

在腱反射亢进、脊髓水肿压迫严重时使用。可选用甘露醇注射液，具体用法、用量参照该药品说明书。

5.2.3.3.2　扩张血管药物

可以扩张血管，改善脊髓的血液供给。可选用葛根素注射液，具体用法、用量参照该药品说明书。

5.2.4　练功疗法

选用"健脊强身十八式"中的第五式至第十五式和第十八式之一进行功能锻炼，以利肌肉功能恢复。（图示见附录B）

5.3　注意事项

5.3.1　一般4~8疗程，椎曲改善后，脊髓神经功能恢复需较长时间。

5.3.2　急性期不宜用颈椎牵引法，更不宜做颈部的按摩推拿。

5.3.3　禁用旋转类手法。

5.3.4　颈椎牵引不能超重，安装牵引后应随时了解患者自我感觉，如有脊髓刺激症状，应停止使用。

5.3.5　内服或注射激素类药物，请严格按照药品使用说明，避免并发症。

5.3.6　注意卧床休息，尤其急性期，卧床可使颈部肌肉松弛，有利于症状的缓解。

5.3.7　如经整脊治疗4周无效，或症状进行性加重，应选用其他治疗。

5.3.8　药敷时温度以患者适应为宜，不能过烫，避免烫伤；所用药物尽量选择对皮肤刺激小的，敷后如局部皮肤有红点、出现过敏反应者，需停用本法。

颈腰椎间盘病

1 范围

本《指南》规定了颈腰椎间盘病的诊断、治疗。

本《指南》适用于颈腰椎间盘病的诊断和治疗。

2 术语和定义

下列术语和定义适用于本《指南》。

颈腰椎间盘病 cervical and lumbar disc diseases

颈腰椎间盘病是指由于外伤或慢性劳损引起腰椎骨关节错位，椎曲紊乱，继发颈椎骨关节位移，椎曲紊乱而导致颈、腰椎间盘均突出或退变，刺激或压迫颈、腰椎的脊神经或脊髓而产生系列症状与体征。

颈腰椎间盘病有文献称"颈腰综合征"，属中医"痹证"、"痿证"范畴。

3 诊断

3.1 诊断要点

3.1.1 病史

有风寒湿刺激、慢性劳损、颈腰部外伤等病史。

3.1.2 临床表现

该病可分为四型：颈腰椎管狭窄病、颈椎管狭窄并腰椎间盘突出病、颈椎间盘突出并腰椎管狭窄病、颈腰椎间盘突出病。

3.1.2.1 症状

3.1.2.1.1 颈腰椎管狭窄病

临床表现有颈项僵硬，一侧或双上肢麻痹无力、发抖、拾物困难、肌力下降；间歇性跛行，严重者双下肢肌力下降至 3 级以下，大小便障碍等。

3.1.2.1.2 颈椎管狭窄并腰椎间盘突出病

临床主要表现为头晕，颈项僵硬，双上肢麻痹无力、发抖、拾物困难、肌力下降；腰痛合并下肢放射性疼痛。

3.1.2.1.3 颈椎间盘突出并腰椎管狭窄病

临床主要表现为上肢放射性麻木、疼痛，可伴有头晕、头痛等症状；持续性腰腿痛，间歇性跛行，严重者双下肢肌力下降至 3 级以下，大小便障碍等。

3.1.2.1.4 颈腰椎间盘突出病

临床主要表现为颈项僵硬，上肢放射性麻木、疼痛，可伴有头晕、头痛等症状；腰痛伴有下肢放射性疼痛。

3.1.2.2 体征

退变性颈腰椎管狭窄症者神经系统检查可有四肢及躯干感觉减退或消失，肌力减弱，肌张力增高，腱反射亢进，严重者可出现踝、髌阵挛，Hoffman's 征及 Babinski's 征阳性。

椎间盘突出症者神经未受压迫时，多无明显体征。腰部多无压痛，而后伸或侧屈时可诱发症状，前屈时症状消失，直腿抬高试验阴性。发生持续压迫时，可出现受压的马尾神经或相应神经根支配区的感觉及肌力减退，腱反射减弱或消失，直腿抬高试验可为阳性。

3.1.2.3 影像学检查

3.1.2.3.1 X 线检查

颈部 X 线摄片可见颈椎生理曲度减小或反弓，椎间隙变窄，椎体后缘骨质增生，椎弓根短而厚及内聚。腰椎正位 X 线摄片可测量双侧椎弓根之间距离，当小于 18mm 时考虑为椎管狭窄；侧位片可见椎曲变小或反弓。

3.1.2.3.2 CT 检查

诊断价值较大，可清楚显示椎管狭窄的部位，而且可以看到椎间盘、黄韧带等软组织情况，并能对椎管、侧隐窝等进行精确测量。椎管矢状径小于 12mm，考虑椎管狭窄。

3.1.2.3.3 MRI 检查

诊断价值没有 CT 扫描大，但在鉴别诊断方面有一定意义。

3.1.2.3.4 椎管造影

是确定椎管狭窄最有价值的方法。当造影显示前后径小于 10mm，则一定出现椎管狭窄症状。

3.2 鉴别诊断

3.2.1 颈椎椎曲异常综合征

诊断要点详见本《指南》"颈椎椎曲异常综合征"。

3.2.2 腰椎间盘突出症

诊断要点详见本《指南》"腰椎间盘突出症"。

3.2.3 脊髓侧索硬化症

较为常见，颈腰椎间盘病因同时引起上、下肢肌力减弱或瘫痪而易与本病相混淆。但本病的全过程中不伴有感觉障碍，患者发病年龄较轻，肌力减弱及肌萎缩较明显，颈椎与腰椎的椎管多无狭窄，且亦无腰椎椎管狭窄症所特有的三大临床症状。

3.2.4 脊髓空洞症

由于感觉症状较多，亦易与颈腰椎间盘病混淆。但脊髓空洞症患者多伴有感觉分离及营养障碍，无腰椎椎管狭窄症的三大临床症状，易于区别。MRI 检查有利于鉴别。

3.2.5 周围神经炎

大多为各种原因所致的中毒与各种感染后所引起的末梢神经炎性改变，患者主要表现为双侧对称性感觉、运动及自主神经功能障碍，且无脊髓受压及腰部三大症状，一般容易鉴别。

3.2.6 继发性粘连性蛛网膜炎

本病可继发于各种因素，包括医源性因素，长时间的椎管狭窄亦易继发本病。前者可根据原发伤患加以鉴别，后者则较难以区别，尤其是后期病例，常需依据 MRS（脊髓磁共振）或脊髓造影等影像学检查加以判定。

4 辨证

4.1 早期

4.1.1 太阳经腧不利证

头项强痛，恶风或恶寒，或兼身痛，四肢或关节屈伸不利。若汗出恶风，肌肤麻木不仁，脉浮缓者，为风邪侵袭太阳经脉；若无汗恶寒，肢体疼痛较重，脉浮紧者，为寒邪郁于太阳经脉。

4.1.2 督脉经腧不利证

督主一身之阳，督脉因肾气虚损，失于温煦，则经气不利，颈项腰背强直疼痛，酸软无力，头晕。舌淡，脉沉迟或沉迟无力。

4.2 中期

4.2.1 外邪侵袭证

颈项腰背和四肢疼痛，痛有定处，喜热恶寒，颈项僵硬，活动受限，项部可触及条索状物或压痛点，四肢沉重无力，伴有头感沉重、胸闷、纳呆等症状。舌质正常或发暗，舌体胖大或有齿痕，脉沉迟或弦滑。

4.2.2 气滞血瘀证

颈项腰背和四肢疼痛、麻木，多为刺痛或触电样或放射性样疼痛，痛有定处，夜间加重，痛处拒按，或见指端麻木紫绀，指甲凹陷少华，皮肤枯燥发痒，甚或肌肤甲错，或见胸部胀痛，情志抑郁。舌青紫，或有瘀斑、瘀点，脉弦细或弦细涩。

4.2.3 痰湿困阻证

头重如裹，身重乏力，四肢沉重疼痛，或肿胀，麻木，痿软无力，眩晕，胸闷，心悸，或有束胸感，或有咳嗽，脘腹满闷，食少纳呆，恶心呕吐，便溏或大便不爽。舌苔白腻，脉濡缓或濡细滑。

4.3 晚期

4.3.1 肾阳亏虚证

头痛为空痛或胀痛，眩晕，颈项腰背疼痛隐隐，腰膝酸软，四肢乏力，甚则痿废不用，面色㿠白，手足不温，少腹拘急，尿有余沥。舌淡苔薄白，脉沉细。

4.3.2 肾阴亏虚证

头痛为空痛或胀痛，眩晕，颈项腰背疼痛隐隐，腰膝酸软，四肢乏力，甚则痿废不用，心烦失眠，口燥咽干，手足心热，面色潮红，小便黄赤。舌红少津。

4.3.3 气血亏虚证

头、颈项、腰背、四肢酸痛，喜温恶寒，头晕如飘，目视昏花，头疼眩晕，动则加重，甚则四肢痿废不用，面色苍白无华，心悸失眠，怔忡健忘，少气懒言，食少便溏。舌淡，脉细无力。

5 治疗

5.1 治疗原则

以理筋、调曲、练功为三大治疗原则，上病下治为主。

5.2 治疗方法

5.2.1 理筋疗法

5.2.1.1 药熨法

药熨颈背、胸背、腰背肌肉，将活血化瘀、温经通络的中药打成粗粉，加酒、醋各半拌匀，加热后纱布包裹，在病变局部热熨致皮肤潮红，以改善肌肉功能，每次30分钟。

5.2.1.2 针刺法

取颈4~5、胸12~腰5夹脊穴，每次30分钟。

5.2.1.3 推拿法

对症状较轻者可行㨰法、拿法、揉法等手法放松颈腰部肌群。

5.2.1.4 拔罐法

取颈椎、腰椎相关穴位、华佗夹脊穴等进行拔罐治疗。

5.2.2 正脊调曲疗法

5.2.2.1 正脊骨法

四维调曲法治疗前，先行腰骶侧扳法、胸腰旋转法、过伸提胸法、腰椎旋转法等正脊骨法治疗。（正脊骨法具体操作方法及适应证、禁忌证、注意事项见附录A）

5.2.2.2 牵引调曲法

选用四维整脊牵引床行四维调曲法牵引治疗以调腰曲；仰卧位颈椎布兜牵引以调颈曲。（牵引调曲法具体操作方法及适应证、禁忌证、注意事项见附录A）

上述理筋、调曲疗法每日1次，10次一疗程，休息1日，再行第二疗程。

5.2.3 药物疗法

5.2.3.1 分证论治

5.2.3.1.1 早期

5.2.3.1.1.1 太阳经腧不利证

治法：祛风和血，调和营卫。

主方：桂枝加葛根汤（《伤寒论》）合四物汤（《仙授理伤续断秘方》）加减。

5.2.3.1.1.2 督脉经腧不利证

治法：温经通脉，生精养髓。

主方：通督活血汤（《医学入门》）加减。

5.2.3.1.2 中期

5.2.3.1.2.1 外邪侵袭证

治法：散寒祛湿，补益肝肾。

主方：独活寄生汤（《备急千金要方》）加减。

5.2.3.1.2.2 气滞血瘀证

治法：理气活血，化瘀通络。

主方：身痛逐瘀汤（《医林改错》）加减。

5.2.3.1.2.3 痰湿困阻证

治法：燥湿化痰，祛痰通络。

主方：导痰汤（《济生方》）加减。

5.2.3.1.3 晚期

5.2.3.1.3.1 肾阳亏虚证

治法：温补肾阳，温阳通痹。

主方：右归丸（《景岳全书》）加减。

5.2.3.1.3.2 肾阴亏虚证

治法：滋养肾阴，强筋壮骨。

主方：左归丸（《景岳全书》）加减。

5.2.3.1.3.3 气血亏虚证

治法：补气养血。

主方：归脾汤（《济生方》）加减。

5.2.3.2 中成药

可选用活血化瘀、舒筋止痛作用的中成药，如颈复康颗粒、仙灵骨葆胶囊，也可选用具有消肿止痛、疏散寒邪、温经通络作用的中成药，如腰痛宁胶囊，也可局部敷贴活血止痛类膏药。

5.2.4 练功疗法

选用"健脊强身十八式"之第一式至第十五式和第十八式之一进行锻炼，配合治疗。（图示见附录B）

5.3 注意事项

5.3.1 一般治疗2疗程，复查X线摄片，观察椎曲改善程度。临床疗效观察为4～10疗程，肌肉神经功能恢复靠自主练功，逐渐恢复。

5.3.2 手法治疗宜柔和，切忌暴力。

5.3.3 对未排除椎管内肿瘤、脊髓受压较重、椎体及附件有骨性破坏者，不宜使用旋转、斜扳等正骨手法。

5.3.4 对颈椎间盘突出病应酌情应用颈椎旋提法。

5.3.5 颈椎管狭窄者有病理体征时禁用牵引疗法和正脊骨法。

5.3.6 药敷时温度以患者适应为宜，不能过烫，避免烫伤；所用药物尽量选择对皮肤刺激小的，敷后如局部皮肤有红点、出现过敏反应者，需停用本法。

5.3.7 关节退变、增生，既是人体衰老的表现，也是脊柱劳损病因之一。可选用调补肝肾、改善软骨代谢类营养品，如氨糖胶囊、三七葡萄籽胶囊、枸杞茯苓胶囊等。

胸背肌筋膜炎

1 范围

本《指南》规定了胸背肌筋膜炎的诊断、治疗。

本《指南》适用于胸背肌筋膜炎的诊断和治疗。

2 术语和定义

下列术语和定义适用于本《指南》。

胸背肌筋膜炎 thoracic myofascitis

胸背肌筋膜炎是指因劳损或风寒湿邪侵犯，导致胸背筋膜、肌肉损伤、粘连或变性，刺激神经引起的胸背痛。

胸背肌筋膜炎属中医"背部伤筋"、"痹证"范畴。

3 诊断

3.1 诊断要点

3.1.1 病史

长期伏案工作、单上肢运动或肩背重物，引起胸背肌筋膜损伤。或风寒湿邪侵犯，导致胸背肌肉损伤。

3.1.2 临床表现

3.1.2.1 症状

背部疼痛，以酸痛、钝痛、锐痛、胀痛为主，轻重不等。少数患者疼痛剧烈，难以忍受，伴有重物压迫感，可牵涉颈项部。

3.1.2.2 体征

背部肌肉痉挛，压痛明显。背部触及疼痛结节或条索状物，局部叩击痛，皮肤苍白或充血。

3.1.2.3 影像学检查

X线摄片提示部分病例可出现胸椎旋转侧凸改变，并可排除胸椎肿瘤、结核等疾病。

3.1.2.4 实验室检查

抗"O"、血沉正常或稍高，HLA－B27 阴性。

3.2 鉴别诊断

3.2.1 强直性脊柱炎

有时也可出现背部僵硬酸痛，但多伴有腰骶部休息痛及活动受限、晨僵，查体可见骶髂关节处压痛，HLA－B27 强阳性率达95%，活动期血沉增快，骶髂关节CT、MRI或X线检查有阳性发现。

3.2.2 风湿类疾病

本病还应与一些风湿类疾病如风湿性多肌痛、未分化性脊柱骨关节病相鉴别。

3.2.3 其他内科疾病

本病还应与呼吸道疾患（如肺癌）、冠心病、胆囊和胃肠疾病，以及妇女乳腺病变相鉴别。

4 辨证

4.1 气滞血瘀证

背部胀痛、刺痛，痛无休止，胸闷不适，性情暴躁、易怒，上腹胀满，日轻夜重，晨起稍活动症状缓解。舌紫暗或有瘀斑瘀点，或舌下静脉曲张，脉弦。

4.2 气血亏虚证

背部隐痛，酸困无力，日轻夜重，时痛时止。伴有四肢乏力，心慌气短，易出汗、口渴、五心烦热。舌淡，苔薄白，脉沉细。

4.3 寒湿证

背部冷痛重着，转侧不利，静卧痛不减，受寒及阴雨加重，肢体发凉。舌质淡，苔白或腻，脉沉紧或濡缓。

5 治疗

5.1 治疗原则

理筋、调曲和练功三大治疗原则，本症以理筋为主。

5.2 治疗方法

5.2.1 理筋疗法

5.2.1.1 药熨法

于胸背部采用药熨，将活血化瘀、温经通络的中药打成粗粉，加酒、醋各半拌匀，加热后纱布包裹，在病变局部热熨致皮肤潮红，每日1次，每次30分钟。

5.2.1.2 针刺法

选用阿是穴、附分、肺俞、膏肓、厥阴俞、天宗等穴。可配合电针治疗，每日1次，每次30分钟，10次一个疗程，休息1日，再行第二疗程。

5.2.1.3 推拿法

运用推、拿、按、摩、揉、摇、牵、拍等手法，理筋活络。

5.2.1.4 拔罐法

如肌肉粘连严重者可结合刺络放血拔罐或走罐疗法。

5.2.1.5 针刀松解法

有明确的肌结节及末梢神经卡压征者，是施行针刀疗法的最佳适应证。

5.2.2 正脊调曲疗法

正脊骨法：若患者出现胸椎旋转侧凸改变者，可选用提胸过伸法调整胸椎旋转侧凸。（正脊骨法具体操作方法及适应证、禁忌证、注意事项见附录A）

5.2.3 药物疗法

5.2.3.1 分证论治

5.2.3.1.1 气滞血瘀证

治法：活血化瘀，理气止痛。

主方：身痛逐瘀汤（《医林改错》）加减。

5.2.3.1.2 气血亏虚证

治法：益气养血活络为主，佐以舒筋之品。

主方：气血并补荣筋汤加减。

5.2.3.1.3 寒湿证

治法：散寒除湿，温通经络。

主方：乌头汤（《金匮要略》）加减。

5.2.3.2 其他药物疗法

疼痛严重者可辅以消炎镇痛药及维生素类药物。

5.2.4 练功疗法

参照"健脊强身十八式"中第五式至第十式和第十八式之一行功能锻炼。（图示见附录B）

5.3 注意事项

5.3.1 针刀及封闭疗法在背部操作时，应定位在胸椎椎板上或肋骨面上，避免误伤。

5.3.2 药敷时温度以患者适应为宜，不能过烫，避免烫伤；所用药物尽量选择对皮肤刺激小的，敷后如局部皮肤有红点、出现过敏反应者，需停用本法。

————————

腰椎后关节错缝症

1 范围

本《指南》规定了腰椎后关节错缝的诊断、治疗。

本《指南》适用于腰椎后关节错缝的诊断和治疗。

2 术语和定义

下列术语和定义适用于本《指南》。

腰椎后关节错缝症 lumbar facet joint dysfunction

腰椎后关节错缝症是指腰椎后关节因闪挫、扭伤引起的腰椎后关节移位而表现为急性腰痛、运动障碍的症状。

腰椎后关节错缝症既往文献称"腰椎关节突关节紊乱症"或"急性腰椎关节突关节滑膜嵌顿"、"关节突关节错缝"等，属中医"腰部伤筋"的范畴，俗称"闪腰"。

3 诊断

3.1 诊断要点

3.1.1 病史

多因站立姿势不正确，强力扭腰，或扛抬重物或手提重物等单侧腰部运动，导致腰部扭挫伤所致。

3.1.2 临床表现

3.1.2.1 症状

腰痛，腰部活动受限，尤以后仰受限明显，严重者有向臀部、大腿或骶尾部牵扯痛，一般无腰腿窜痛。站立时髋关节呈半屈位，需双手扶膝以支撑。脊柱任何活动，如咳嗽等震动都会使疼痛加重，但不能确切指出疼痛部位。反复发作者腰部疼痛较轻；突然发作者，自觉腰部突发绞锁感，不敢活动，呈强迫性体位，如体位不对疼痛加剧。

3.1.2.2 体征

全身肌肉处于紧张状态，尤以竖脊肌为重。棘突偏歪、韧带隆起或剥离、棘突和椎旁关节突压痛。站立时髋关节半屈曲位，需双手扶膝以支撑。直腿抬高试验阴性。

3.1.2.3 影像学检查

3.1.2.3.1 X线检查

急性发作者，腰曲改变不大，反复发作者，腰椎侧位摄片可见腰曲有异常改变；腰椎正位片可见腰椎某椎体旋转、棘突偏歪。

3.1.2.3.2 CT检查

关节突处关节间隙左右不对称。

3.1.2.3.3 MRI检查

排除腰椎间盘突出症。

3.1.3 诊断分型

3.1.3.1 滑膜嵌顿型

指腰椎后关节在强力扭挫情况下关节错缝，但在肌力运动作用下自行复位，残留关节囊滑膜嵌顿。表现为腰痛，但腰部尚可运动，腰肌紧张不严重，棘突偏歪不明显，椎旁有压痛。

3.1.3.2 关节错缝型

指腰椎后关节错缝卡压在乳突上，不能复位。表现为腰痛严重，腰僵，强迫性体位，棘突偏歪，或有下肢窜麻感觉。

3.2 鉴别诊断

3.2.1 腰肌劳损

症状类似，压痛点多在腰肌肌腹，检查时无小关节错缝体征，疲劳时加重，休息时好转。

3.2.2 腰椎间盘突出症

腰腿放射性痛麻，颈静脉压迫试验及直腿抬高试验阳性。病程长者，患肢肌肉萎缩，拇趾背伸力减弱。

3.2.3 臀部皮神经卡压征

多有臀部扭挫伤史，臀部及下肢疼痛麻木多不过膝，臀部各神经卡压点处易触及结节或条索状物。

3.2.4 腰椎脱位、骨折、结核、肿瘤

根据病史、影像学检查作出鉴别。

3.2.5 泌尿系疾病

如尿路感染、尿路结石，也可引起急性腰痛，但活动不受限，且多伴有尿频、尿急和血尿。

3.2.6 消化道疾病及妇科疾病

也可有急性腰痛，但多并有腹痛，疼痛与腰部活动无关。

4 治疗

4.1 治疗原则

急性期以理筋疗法缓解疼痛为主，缓解期以理筋、调曲、练功为主。

4.2 治疗方法

4.2.1 急性期

4.2.1.1 药熨法

选用活血化瘀，通络止痛类药物，水煎后，在腰背肌处行膏摩药熨，以改善肌肉功能，缓解疼痛。每日 1 次，每次 30 分钟。

4.2.1.2 针刺或刺血拔罐法

可选腰腿穴、委中穴、腰三横突处针刺放血；可选腰部夹脊穴及下肢的环跳、阳陵泉、光明等穴位针刺。可配合电针治疗，每日 1 次，每次 30 分钟，10 次一个疗程，休息 1 日，再行第二个疗程。

4.2.1.3 卧床休息

4.2.2 缓解期

4.2.2.1 理筋疗法

药熨、针灸疗法或刺络放血、拔罐法，同急性期治疗。

4.2.2.2 正脊调曲疗法

4.2.2.2.1 正脊骨法

行腰椎旋转法纠正椎体旋转、侧弯。（正脊骨法具体操作方法及适应证、禁忌证、注意事项见附录 A）

4.2.2.2.2 牵引调曲法

理筋后，腰曲异常者，可应用四维整脊牵引床辨证行四维调曲法治疗。（牵引调曲法具体操作方法及适应证、禁忌证、注意事项见附录 A）

4.2.3 中成药

可选用具有消肿止痛、疏散寒邪、温经通络作用的中成药，如腰痛宁胶囊、仙灵骨葆胶囊等，也可局部敷贴活血止痛类膏药。

4.2.4 练功疗法

选用"健脊强身十八式"中的第十四式和第十五式进行功能锻炼，加强腰背肌力量。（图示见附

录 B）

4.3 注意事项

4.3.1　急性期不宜行正脊调曲法，以免加重损伤。不宜局部推拿。

4.3.2　如果是关节错缝型，容易继发椎间盘突出，因此，对这种类型的治疗一定要嘱咐患者卧床休息，否则可能继发椎间盘突出症。

4.3.3　腰部不宜过伸。

4.3.4　药敷时温度以患者适应为宜，不能过烫，避免烫伤；所用药物尽量选择对皮肤刺激小的，敷后如局部皮肤有红点、出现过敏反应者，需停用本法。

腰椎间盘突出症

1 范围

本《指南》规定了腰椎间盘突出症的诊断、治疗。

本《指南》适用于腰椎间盘突出症的诊断与治疗。

2 术语和定义

下列术语和定义适用于本《指南》。

腰椎间盘突出症 lumbar vertebra disc herniation

腰椎间盘突出症是指由于外力作用、劳损或感受风寒湿邪引起腰椎骨关节旋转、倾斜、错位，导致椎间盘突出椎间孔或椎管，刺激脊神经或脊髓；或因骨关节错位、椎间孔移位，导致神经根位移与椎间盘产生卡压，引起腰椎活动障碍、腰痛、下肢放射性疼痛。

腰椎间盘突出症，属中医"腰腿痛"、"腰髋痛"范畴。

3 诊断

3.1 诊断要点

3.1.1 病史

本病多发于青壮年，中老年人多为反复发病，往往有腰部外伤、积累性损伤或外感风寒湿邪等病史。

3.1.2 临床表现

3.1.2.1 症状

腰腿痛或单纯性腰痛或下肢放射痛。腰部活动受限、侧弯，站立、行走疼痛加重。

3.1.2.2 体征

患者常出现脊柱姿势的异常改变，如腰椎过度前屈、腰椎生理曲度平直或反张、腰椎侧凸。患者的脊柱前屈、后伸、侧屈及旋转等运动均可有不同程度的受限，尤以后伸疼痛最明显。一般在病变棘突间隙及椎旁 1～2cm 处，有明显压痛点，常引起下肢放射性疼痛。直腿抬高试验及加强试验阳性多提示腰 3～4、腰 4～5 或腰 5 骶 1 椎间盘突出，但阴性不能排除腰 3～4 节段以上的椎间盘突出。股神经牵拉试验阳性多提示腰 2～3 椎间盘突出。受压节段神经根所支配的皮肤会出现感觉的改变。先为感觉过敏，后为感觉迟钝或消失。股神经受压，则膝腱反射减低；骶 1 神经根受压，则跟腱反射减低。某些病程长、反复发作的患者常出现患侧股四头肌及小腿肌萎缩。

3.1.2.3 影像学检查

3.1.2.3.1 X 线检查

常规拍摄腰椎正侧位片。正位片可见椎体旋转、侧弯；侧位片可显示椎间隙变窄，椎曲变小甚至反弓。中老年患者多并有椎间盘退化、骨质增生，X 线检查还可以除外骨关节的破坏、转移癌、骨结核、肿瘤、脊柱的先天畸形等。

3.1.2.3.2 CT 检查

可观察到突出物的直接影像及与神经根、硬膜囊的相邻关系，并可了解椎管容积、黄韧带、神经根管等情况。同时，还可从横断面图像测量椎管和侧隐窝的容积。

3.1.2.3.3 MRI 检查

可判断椎间盘突出的大小和硬膜囊与神经根受压的程度。

3.1.2.4 辅助检查

主要为肌电图检查，它可对受损神经根进行定位。部分患者病程较长时，可出现相应节段受损神经支配的肌肉部分失神经征象。

3.1.3 诊断分型

腰椎间盘突出症的分型方法较多，目前尚无统一的分类。而对整脊学治疗较具指导意义的分型方法为整脊学分型法。

3.1.3.1 椎间孔型

指椎间盘突出于后外侧椎间孔部位，压迫神经根。症见单下肢放射性疼痛、麻痹。直腿抬高试验阳性。CT 检查可显示椎间盘突出压迫椎间孔。

3.1.3.2 退化刺激型

指椎间盘退化，自身的炎症刺激脊神经，引起以腰痛，并单下肢放射性麻痹。直腿抬高试验阳性或弱阳性，此类型往往反复发作。X 线摄片椎曲轻度改变，侧弯不明显；有唇样增生，CT、MRI 检查可显示突出的椎间盘是否破坏或有囊性气泡。

3.2 鉴别诊断

3.2.1 退变性腰椎管狭窄症

该症多发于中年人，起病缓慢，主要症状为腰痛、腿痛及间歇性跛行，站立行走时症状加重，休息、下蹲时症状可减轻。一般 X 线摄片、脊髓造影或 CT 检查可明确诊断。

3.2.2 腰椎结核

部分腰椎结核患者可出现以腰痛或坐骨神经痛为主的临床表现，易与腰椎间盘突出症相混淆。但结核常为缓慢发病，进行性加重，无间歇期，多伴有午后潮热、全身乏力，身体逐渐消瘦，且实验室检查多有血沉加快，肺部多有原发病灶。X 线摄片可发现椎间隙变窄，椎体边缘模糊不清，相应节段多有骨质破坏及寒性脓肿，有时可见腰椎小关节的破坏。

3.2.3 梨状肌综合征

其症状与腰椎间盘突出症很相似，但患者多无腰痛及脊柱体征，在梨状肌处有明显压痛及放射痛。直腿抬高试验抬腿 60°以下疼痛明显，但超过 60°疼痛减轻。梨状肌局部痛点封闭可使症状减轻或消失，此乃与腰椎间盘突出症的鉴别要点。

3.2.4 骶髂关节炎

其压痛在髂后上下嵴及骶髂关节处，骨盆分离、挤压试验均为阳性。X 线摄片显示骶髂关节间隙模糊、硬化或狭窄。

3.2.5 马尾神经肿瘤

马尾神经肿瘤初期因侵及一条神经根，可出现根性痛，表现为腰痛、腿痛或腰腿痛，类似椎间盘突出的神经功能障碍。但肿瘤的生长是持续发展的，故其症状多呈渐发的持续性加重，无间歇，不因卧床休息而减轻。后期因肿瘤增大侵及多个神经根，故症状由一腿扩展到另一腿，出现双下肢自下而上的疼痛麻木，最终导致马鞍区麻木，直肠膀胱功能障碍，这与中央型椎间盘突出所出现的马尾神经障碍是不同的。马尾神经肿瘤患者腰穿多显示不完全或完全梗阻，且脑脊液检查蛋白含量增高，脊髓造影或磁共振检查可明确病变部位。

3.2.6 骶髂关节错缝症

多有骶尾部损伤史或生育后发病史，其压痛在髂后上下嵴及骶髂关节处，骨盆分离、挤压试验及"4"试验均为阳性。X 线摄片显示骶髂关节间隙可不对称。

3.2.7 腰椎后关节错缝症

多有腰部扭转、闪腰或弯腰后立即直腰的病史，发病较急，伤后以腰部剧痛伴活动受限为主要症状，一般无神经刺激体征。X 线摄片可见腰椎后关节排列不对称，腰椎侧弯或后凸，椎间隙左右不等宽等，但主要依据临床症状及体征。

4 辨证

4.1 血瘀证

腰腿疼痛如刺，痛有定处，日轻夜重，俯仰不便，转侧不能，咳嗽时加重，间有便结溺清，烦躁口干。舌质紫暗或有瘀斑，脉沉涩。

4.2 寒湿证

腰脊冷痛，肢冷无力，按有定处，有时觉下肢麻木重着，得寒痛剧，遇热痛减，溲溺清长。舌质淡，苔薄白或腻，脉沉紧。

4.3 风湿证

腰脊疼痛，痛引下肢，肌肤麻木，痛无定处，走窜不定，与天气变化有关，伴有微恶风寒。舌质淡，苔薄白或薄黄，脉虚细。

4.4 肾阳虚证

腰痛绵绵酸软，肢冷麻木无力，久治不愈，喜按喜揉，遇劳尤甚。常伴少腹拘急，面色白，畏寒，少气乏力。舌质淡，苔薄润，脉沉弱。

4.5 肾阴虚证

腰痛绵绵，酸软无力，久治不愈，遇劳则甚。常伴心烦不眠，口燥咽干，面色潮红，手足心热。舌红少苔，脉弦细数。

5 治疗

5.1 治疗原则

本病治疗的首要是卧床休息。可按急性期和缓解期分期论治。以理筋、调曲、练功为治疗原则。

5.2 治疗方法

5.2.1 急性期

腰椎间盘突出症在青壮年患者多为原发性，治宜采用刺血拔罐法、药熨法、针刺法等以缓解疼痛。

5.2.2 缓解期

以理筋、调曲、练功为治疗原则，辨证施法。

5.2.2.1 理筋疗法

可采用药熨法、推拿法、针刺法或针刀松解法治疗，也可配合电针治疗，每日1次，每次30分钟，10次一个疗程，休息1日，再行第二疗程。

5.2.2.2 正脊调曲疗法

5.2.2.2.1 正脊骨法

应用胸腰旋转法、腰椎旋转法、腰骶侧扳法调整椎体旋转，改善椎曲。（正脊骨法具体操作方法及适应证、禁忌证、注意事项见附录A）

5.2.2.2.2 牵引调曲法

根据患者症状、椎曲改变，使用四维整脊牵引床辨证应用一维调曲法、二维调曲法及四维调曲法以调整腰曲。（牵引调曲法具体操作方法及适应证、禁忌证、注意事项见附录A）

上述理筋、调曲法每日1次，10次一疗程，休息1日，再行第二疗程。

5.2.2.3 药物疗法

5.2.2.3.1 分证论治

####### 5.2.2.3.1.1 血瘀证

治法：活血化瘀，理气止痛。

主方：身痛逐瘀汤（《医林改错》）加减。

5.2.2.3.1.2 寒湿证

治法：温经散寒，祛湿止痛。

主方：乌头汤（《金匮要略》）加减。

5.2.2.3.1.3 风湿证

治法：祛风除湿，宣痹通络。

主方：独活寄生汤（《备急千金要方》）加减。

5.2.2.3.1.4 肾阳虚证

治法：温补肾阳，通经活络，强筋壮骨。

主方：右归饮（《景岳全书》）加减。也可配合口服仙灵骨葆胶囊。

5.2.2.3.1.5 肾阴虚证

治法：滋阴补肾，舒经活络，强筋壮骨。

主方：左归饮（《景岳全书》）加减。

5.2.2.3.2 中成药

可选用活血化瘀、舒筋活络作用的中成药，如腰痛宁或仙灵骨葆胶囊等；也可局部敷贴活血止痛类膏药。

5.2.2.3.3 其他药物治疗

对于椎间盘突出引起的疼痛症状，非甾体类消炎镇痛药物临床应用为首选。亦可采用静脉输液，药用脱水及活血剂。

5.2.2.4 手术疗法

经正脊调曲法治疗4个疗程无效，或因椎间盘突入椎管增大、游离者，可行手术治疗。

5.2.2.5 练功疗法

常用的练功疗法有"健脊强身十八式"中的第十三式、第十四式和第十五式。（图示见附录B）

5.3 注意事项

5.3.1 一般2个疗程显效，复查X线摄片观察椎曲恢复程度，临床疗效观察为2～4疗程。肌肉神经功能恢复需自主练功。

5.3.2 急性疼痛期不宜手法治疗。

5.3.3 不宜麻醉下行正骨推拿法治疗。

腰椎滑脱症

1 范围

本《指南》规定了腰椎滑脱症的诊断、治疗。

本《指南》适用于腰椎滑脱症的诊断和治疗。

2 术语和定义

下列术语和定义适用于本《指南》。

腰椎滑脱症 lumbar vertebral arch fissured spondylolisthesis

腰椎滑脱症是指由于腰椎椎弓峡部不连，或退化、断裂，使小关节不稳，椎曲紊乱（加大或变小），致椎体向前或向后滑脱，刺激和压迫脊神经、马尾神经等引起腰腿痛等一系列症状。

腰椎滑脱症，属中医"腰痛"、"痹证"范畴。

3 诊断

3.1 诊断要点

3.1.1 病史

本病多见中老年人，女性居多，与日常劳动和外伤有密切关系，特别是长时间久坐或妇女妊娠期椎曲加大，由于载重的压应力造成椎弓峡部长期充血而退变、裂变，椎曲异常后椎体滑脱。

3.1.2 临床表现

3.1.2.1 症状

多为慢性腰痛，常为酸胀、沉重、乏力感，开始时感到下腰酸软无力，久坐、久站即感下腰酸痛，躺下休息后减轻，严重时下腰痛，放射到骶部，或双下肢麻痹，甚至酸痛无力，或大小便无力。

3.1.2.2 体征

腰部外观上有明显腰椎前凸，臀部后凸，腰部触诊局部有压痛、凹陷，腰部后正中处呈"阶梯状"样改变。腰部活动障碍，前屈明显受限。有坐骨神经及下肢相应的神经支配区域皮肤感觉减弱，直腿抬高试验阳性，膝或跟腱反射减弱或消失。

3.1.2.3 影像学检查

3.1.2.3.1 X线检查

正立位摄片示椎体旋转或轻度侧弯，侧位摄片示椎曲加大或出现上弓下曲，并可以显示滑脱程度（将滑脱腰椎下一椎体的上面纵分为4等份，正常时，椎体后上缘成一连续弧线，滑脱时，移动距离在1/4以下者为Ⅰ度，1/4～1/2者为Ⅱ度，以此类推）。左右斜位摄片示椎弓峡部发白退变、断裂或崩解。

3.1.2.3.2 CT检查

CT检查可获得脊柱的三维全貌结构，对椎弓根峡部不连的诊断率高，在相应层面上可见椎弓根峡部断裂，并可显示侧隐窝狭窄及神经根受压情况；连同上下椎间隙一起检查，可显示脊柱滑脱处神经根受压情况，以及是否合并椎间盘突出。

3.1.2.3.3 MRI检查

观察椎管内外的解剖状态有无变异。矢状面可显示椎体移位和椎弓根峡部不连处软组织影像，横断面显示与CT检查相同。

3.1.3 诊断分型

3.1.3.1 前滑脱

由于腰椎椎弓峡部不连续，或退化、断裂，导致小关节不稳，椎曲加大，骶椎上部的腰椎逐渐向前方滑动移位，刺激和压迫脊神经、马尾神经引起腰腿痛。

3.1.3.2 后滑脱

由于腰椎椎弓峡部不连，或退化、断裂，椎曲变小或反弓导致骶椎上部的腰椎逐渐向后方滑动移位使椎体向后滑脱。一般比较少见。

3.2 鉴别诊断

3.2.1 腰椎间盘突出症

本病腰腿痛较严重，下肢有放射性麻痹、窜痛，直腿抬高试验阳性。临床上椎弓裂椎体滑脱症与腰椎间盘突出症可以同时存在，X线和CT或MRI检查能明确诊断。

3.2.2 腰骶后关节病

此病亦称退变性滑脱，多发生于50~60岁中老年人，多见于腰4~5节段，一般由于腰椎退行性变引起，滑脱程度很少超过30%，椎弓根峡部没有明显断裂。X线摄片正侧、双斜位能明确诊断。

3.2.3 椎间盘型腰椎管狭窄症

该病多发于中老年人，起病缓慢，主要症状是腰痛、腿痛及间歇性跛行，站立行走时症状加重；休息、下蹲时症状可减轻。X线摄片示椎曲变直或反弓；脊髓造影或CT检查显示多个椎间盘突出、椎管狭窄。

3.2.4 腰椎结核和马尾肿瘤

这两种疾病可以出现进行性、不全性瘫痪，一般下肢症状以麻痹无力为主，或伴有全身症状，如是腰椎结核，X线摄片则有椎骨软骨面破坏，椎间隙消失。对马尾肿瘤，CT、MRI检查可明确诊断。

4 辨证

4.1 风湿痹痛证

腰腿痹痛重着，转侧不利，反复发作，阴雨天加重，痛处游走不定，恶风。舌质淡红或暗淡，苔薄白或白腻，脉沉紧、弦缓。

4.2 寒湿痹阻证

腰腿部冷痛重着，转侧不利，痛有定处，虽静卧亦不减或反而加重，日轻夜重，遇寒痛增，得热则减，小便利，大便溏。舌质胖淡，苔白腻，脉弦紧、弦缓或沉紧。

4.3 湿热痹阻证

腰髋腿痛，痛处伴有热感或见肢节红肿，口渴不欲饮，烦闷不安，小便短赤，或大便里急后重。舌质红，苔黄腻，脉濡数或滑数。

4.4 气滞血瘀证

腰腿痛剧烈，痛有定处，刺痛，腰部板硬，俯仰活动艰难，痛处拒按。舌质紫暗，或有瘀斑，舌苔薄白或薄黄，脉沉涩。

4.5 肾阳虚衰证

腰腿痛缠绵日久，反复发作，腰腿发凉，喜暖怕冷，喜按喜揉，遇劳加重，少气懒言，面色㿠白，自汗，口淡不渴，齿松或脱落，小便频数，男子阳痿，女子月经后期量少。舌质淡胖嫩，苔白滑，脉沉弦无力。

4.6 肝肾阴虚证

腰腿乏力，酸痛绵绵，不耐劳，劳则加重，卧则减轻，形体瘦削，面色潮红，心烦失眠，口干，手足心热，大便干结。舌红少津，脉细数。

5 治疗

5.1 治疗原则

理筋、调曲、练功，以调曲复位为主。

5.2 治疗方法

5.2.1 理筋疗法

5.2.1.1 针刺法

取肾俞、腰眼、八髎等穴，如伴有下肢麻痛者则加环跳、委中、承山、光明等穴。可配合电针治疗，每日1次，每次30分钟，10次一个疗程，休息1日，再行第二个疗程。

5.2.1.2 推拿法

在腰背采用点、揉、推、滚等推拿手法，时间15~20分钟为宜，滑脱部位如属前滑脱型禁用按压法。

5.2.1.3 理疗法

如中频脉冲电治疗，也可选用活血化瘀、温舒通络的中药熏蒸治疗，时间以30分钟为宜。

5.2.2 正脊调曲疗法

5.2.2.1 正脊骨法

让患者仰卧，屈膝屈髋，术者一手抱膝一手抱臀部，将患者下肢抱起，膝紧贴胸部做腰部屈曲旋转运动。

5.2.2.2 牵引调曲法

辨证调曲，根据临床分型，结合腰骶角情况，调曲牵引，腰骶角变小者先用三维调曲法，2周后改用戴着腰围行四维调曲法。（牵引调曲法具体操作方法及适应证、禁忌证、注意事项见附录A）

上述理筋、调曲疗法每日1次，10次一疗程，休息1日，再行第二疗程。

5.2.3 药物疗法

5.2.3.1 分证论治

5.2.3.1.1 风湿痹阻证

治法：祛风除湿，蠲痹止痛。

主方：独活寄生汤（《备急千金要方》）加减。

5.2.3.1.2 寒湿痹阻证

治法：温经散寒，祛湿通络。

主方：附子汤（《金匮要略》）加减。

5.2.3.1.3 湿热痹阻证

治法：清利湿热，通络止痛。

主方：清火利湿汤（《中医骨伤证治》）加减。

5.2.3.1.4 气滞血瘀证

治法：行气活血，通络止痛。

主方：复元活血汤（《医学发明》）加减。

5.2.3.1.5 肾阳虚衰证

治法：温肾壮阳，通痹止痛。

主方：温肾壮阳方（《中医骨伤证治》）加减。

5.2.3.1.6 肝肾阴虚证

治法：滋阴补肾，强筋壮骨。

主方：养阴通络方（《中医骨伤证治》）加减。

5.2.3.2 中成药

选用具有活血化瘀、舒筋活络功效的中成药，如腰痛宁胶囊、仙灵骨葆胶囊等。

5.2.4 练功疗法

练功疗法是巩固疗效的关键。主要锻炼腰大肌、腹肌、腹内压、竖脊肌维持腰椎力量的平衡。前滑脱型选用"健脊强身十八式"中的第十二式、第十四式、第十七式、第十八式之二；后滑脱型选用"健脊强身十八式"中的第十四式、第十六式。（图示见附录 B）

5.3 注意事项

5.3.1 一般正脊调曲法治疗 2 个疗程，复查 X 线摄片，观察复位效果。观察临床疗效为 4～8 个疗程。如Ⅱ度以上滑脱经疗程内疗效不佳者，改用其他疗法。

5.3.2 本症不宜使用旋转复位法，禁用斜扳法。前滑脱型局部禁用推按法，禁用过伸法。

5.3.3 本病治疗以调曲复位为主，主要运用三维调曲法、四维调曲法。在运用此法时需要辨证，并注意患者的自我感觉。行三维调曲法、四维调曲法要注意力线的支点必须正确。

5.3.4 椎弓退变为软骨代谢失常，可选用调补肝肾、改善软骨代谢类营养品，如氨糖胶囊、三七葡萄籽胶囊、枸杞茯苓胶囊等。

退变性腰椎管狭窄症

1 范围

本《指南》规定了退变性腰椎管狭窄症的诊断、治疗。

本《指南》适用于退变性腰椎管狭窄症的诊断和治疗。先天性或发育性骨性椎管狭窄症，不属本《指南》范畴。

2 术语和定义

下列术语和定义适用于本《指南》。

退变性腰椎管狭窄症 degenative lumbar spinal stenosis

退变性腰椎管狭窄症是指由于椎体骨关节位移，或因椎体位移导致多个椎间盘突入椎管，后纵韧带、黄韧带皱折、增厚，于椎间盘段形成前后夹击，椎管容积变窄，脊神经和马尾神经受压，而引起一系列症状体征。

退变性腰椎管狭窄症属中医"痹证"、"痿证"范畴。

3 诊断

3.1 诊断要点

3.1.1 病史

有下腰痛的病史，多见于中老年人。

3.1.2 临床表现

3.1.2.1 症状

可见持续性的下腰痛或骶部疼痛，症状的轻重常与体位有关，前屈位、下蹲、坐位或屈膝屈髋侧卧时疼痛减轻，腰后伸位、站立、行走时疼痛加重。有时伴有单侧或双侧腿痛，多沿大腿后面、侧面，小腿后面、足背及足趾放射。腰后伸时出现腰腿痛及麻木，前屈位时疼痛、麻木缓解。若损及上段腰椎的神经时，则可出现大腿前面及膝内侧疼痛。马尾神经性间歇跛行是本症特有的临床特征，诊断标准为：安静时无症状，短距离行走即出现腿痛无力等症状，安静后（站立或蹲坐）症状又消失。

其症状的产生可分为姿势型和缺血型两类。姿势型走路、站立和伸腰都可使症状加重；缺血型在行走时出现症状。重症患者可出现不全性迟缓性瘫痪，小便频，或失禁，大便无力。

3.1.2.2 体征

退变性腰椎管狭窄症的症状与体征常常不一致，一般是症状较重体征较轻。主要体征有：脊柱侧弯，病变处压痛，椎旁肌肉有痉挛，腰后伸受限，腰部过伸试验阳性是本病的重要体征。患侧拇指背伸肌力减弱，膝腱反射、跟腱反射减弱或消失。有时出现下肢肌肉萎缩、无力。受压神经支配区域皮肤感觉减弱或消失。若马尾神经受压，可出现鞍区麻木，肛门括约肌松弛。若脊髓锥体束受压（多见于高位胸腰段），Babinski、Schadolock 病理反射阳性，踝阵挛也呈阳性。直腿抬高试验多为阴性或弱阳性。

3.1.2.3 影像学检查

3.1.2.3.1 X线检查

正位 X 线摄片可显示左右关节突不对称，关节突肥大，椎体旋转、侧弯。侧位片示椎间隙狭窄，椎体边缘骨质增生，椎体间有前后滑移，椎曲异常，或变直，或反弓，或加大。斜位片可见椎弓根切迹小、椎间孔狭窄及峡部不连等。X 线摄片还可除外各种骨质破坏性疾病。

3.1.2.3.2 脊髓造影检查

在侧位片上，硬脊膜囊矢状径狭窄可能为发育性椎管狭窄的间接征象，关节突或椎板尾侧缘水平后部出现压迹为发育性椎管狭窄的直接征象。纤维环膨出所致的压迹，神经根袖充盈缺损或不充盈则是退变性椎管狭窄的征象。

3.1.2.3.3　CT 检查

CT 检查可观察骨性结构的形态，也可显示椎间盘、黄韧带、神经根的轮廓以及它们之间的相互关系，可测量椎管横径和矢径、硬膜囊受压程度，也可测量侧隐窝大小及受压程度。

3.1.2.3.4　MRI 检查

可以清晰地显示椎管内椎间盘突出压迫硬膜囊程度。也可排除肿瘤、血肿、椎骨的感染或者其他破坏性病变，有利于鉴别诊断。

3.1.3　诊断分型

3.1.3.1　椎间盘型

指多个椎间盘退变，椎间盘突入椎管，引起椎管狭窄。其特点为 X 线摄片示椎曲变直或反弓；MRI 检查示多个椎间盘膨出，压迫硬膜囊。

3.1.3.2　滑脱型

指腰椎弓峡部裂，椎体滑脱。也有外伤性骨折未复位，骨性椎体突入椎管，引起椎管狭窄。X 线摄片有双侧峡部裂，一个椎体滑脱 Ⅱ 度以上，或多个椎体滑脱。如外伤性骨折，有骨折病史，则 X 线摄片显示椎体楔状改变，椎体突入椎管。

3.1.3.3　骨质疏松型

因多个椎体骨质疏松，椎体压缩、塌陷，椎曲紊乱，导致椎管狭窄。

3.1.3.4　混合型

腰椎管狭窄同时存在颈椎管狭窄。

3.2　鉴别诊断

3.2.1　血栓闭塞性脉管炎

有下肢的麻木、疼痛和间歇性跛行，足背动脉和胫后动脉搏动减弱或消失，晚期可出现肢体远端坏死。

3.2.2　马尾神经肿瘤

有马尾神经受压的感觉、运动障碍和腱反射的改变，无间歇性跛行。脊髓造影、CT、MRI 检查可明确诊断。

3.2.3　腰椎间盘突出症

腰椎间盘突出症所致的疼痛性跛行，咳嗽腹压高时痛重，直腿抬高试验阳性，知觉和运动障碍都较退变性腰椎管狭窄症重。

3.2.4　脏器源性腰痛

可起源于肾脏或盆腔脏器，也可来自后腹膜或网膜囊后的疾病与损伤，其下腰背痛不会随活动的增加而增加，也不会随休息而减轻或消除。

3.2.5　血管源性腰背痛

动脉病或周围血管疾病可引起腰背痛，极似坐骨神经痛，但其不会因活动而疼痛加重。臀上动脉血流供应不足引起臀的间歇痛，行走时疼痛加重，站立时减轻，但不会因弯腰或下蹲等动作而加重。

3.2.6　神经源性腰背痛

腰背部的蛛网膜肿瘤、神经纤维瘤、神经鞘瘤、室管膜瘤和神经根肿瘤与囊肿都可引起腰背痛，但它们都往往有夜间起来行走以缓解疼痛的病史，脊髓造影检查可资鉴别。

3.2.7　肌膜、筋膜源性腰背痛

常伴有反射性腰背痛，同时包括腰背部局限性非特异性纤维组织炎。有局限性压痛点，局部注射镇痛剂可得到短暂止痛，其疼痛随时间迁移可好转或自愈。

3.2.8　骨源性腰背痛

椎体及其附件的病理变化，如感染、代谢紊乱、肿瘤等可引起腰背痛。可借助化验和 X 线检查以资鉴别。结核者椎体软骨面破坏，椎间隙消失，或有寒性脓疡；骨髓炎者早期有广泛的椎体骨质破坏，后期有广泛骨质增生，有腰部红、肿、热、痛病史。必要时 CT、MRI 检查可协助鉴别诊断。

4　辨证

参考本《指南》"腰椎间盘突出症"。

5　治疗

5.1　治疗原则

以理筋、调曲、练功为主。

5.2　治疗方法

5.2.1　理筋疗法

5.2.1.1　药熨法

腰部药熨。将活血化瘀、温经通络的中药打成粗粉，加酒、醋各半拌匀，加热后纱布包裹，在病变局部热熨致皮肤潮红。每日 1 次，每次 30 分钟。

5.2.1.2　针刺法

选用华佗夹脊、八髎、秩边、委中、承山、光明穴，加电针，每日 1 次，每次 30 分钟。

5.2.1.3　拔罐法

一些患者腰背肌粘连严重者，可用刺络放血拔罐或走罐疗法。

5.2.2　正脊调曲疗法

5.2.2.1　正脊骨法

应用胸腰旋转法、腰椎旋转法调整椎体旋转，改善椎曲，每日 1 次。（正脊骨法具体操作方法及适应证、禁忌证、注意事项见附录 A）

5.2.2.2　牵引调曲法

椎间盘型椎曲变直者辨证施行二维调曲法和四维调曲法。滑脱型按腰椎滑脱辨证施法，牵引调曲复位。骨质疏松型辨证选用一维调曲法和三维调曲法。混合型首先调理腰椎，根据腰椎管狭窄的分型施法，2 周后再调理颈椎，按颈椎管狭窄症处理。（牵引调曲法具体操作方法及适应证、禁忌证、注意事项见附录 A）

5.2.3　药物疗法

5.2.3.1　退变性腰椎管狭窄症多辨证为肝肾阳虚，命门火衰，督脉阳虚。常用右归饮、搜损寻痛丸、补骨脂丸、补肾熟干地黄丸等方剂，随证加减。如有湿热下注者，选用经验二妙汤加减。

5.2.3.2　中成药

可选用具有强筋壮骨作用的中成药，如腰痛宁、仙灵骨葆胶囊，或局部敷贴活血舒筋止痛类膏药。

5.2.4　练功疗法

根据分型，如为椎间盘型，选用"健脊强身十八式"中第十四式、第十六式；如为滑脱型和骨质疏松型，选用第十七式。（图示见附录 B）

5.3　注意事项

5.3.1　一般治疗 4～8 疗程，X 线摄片复查椎曲改善后，通过自主练功才能逐步恢复肌肉神经功能。

5.3.2　经整脊治疗 4 周，如无效或进行性加重，改用其他疗法。

5.3.3　退变性腰椎管狭窄症患者多为老年患者，可能同时伴有其他内科疾病，因此在实施牵引治疗时要严格掌握牵引的适应证和禁忌证，并注意适当控制牵引重量。

5.3.4　老年患者多有骨质疏松情况（尤其女性患者），因此在卧床休息期间，要嘱其在床上做抬腿、关节活动等锻炼，以避免肌肉废用及骨质疏松的加重或发生。

5.3.5　可选用调补肝肾、改善软骨代谢类营养品，如氨糖胶囊、三七葡萄籽胶囊、枸杞茯苓胶囊等。

5.3.6　药敷时温度以患者适应为宜，不能过烫，避免烫伤；所用药物尽量选择对皮肤刺激小的，敷后如局部皮肤有红点、出现过敏反应者，需停用本法。

———————————

腰骶后关节病

1 范围

本《指南》规定了腰骶后关节病的诊断、治疗。

本《指南》适用于腰骶后关节病的诊断和治疗。

2 术语和定义

下列术语和定义适用于本《指南》。

腰骶后关节病 lumbosacral inferior arthrsosis

腰骶后关节病是指由于腰骶关节突关节的创伤、慢性劳损或先天性结构异常，继发关节软骨损伤而导致的下腰痛。

腰骶后关节病，属中医"痹证"和"腰痛"范畴。

3 诊断

3.1 诊断要点

3.1.1 病史

多有创伤、慢性劳损或久坐病史。

3.1.2 临床表现

3.1.2.1 症状

慢性下腰痛，遇劳累或气候变化加重，或久坐、久站、久行即感下腰酸痛无力。可伴有一侧或两侧臀部或大腿部疼痛，或晨起时症状较重，腰骶部僵硬，适当活动后症状减轻。

3.1.2.2 体征

腰骶棘突间和两侧有压痛，触摸棘突可有偏歪。腰部活动轻度受限或不受限，直腿抬高试验阴性。

3.1.2.3 影像学检查

X线检查：正位可见关节突关节密度增高，或两侧不对称，或有腰骶假关节、骶椎裂，或骶椎腰化、腰椎骶化；斜位片可见关节腔变窄，或峡部有退行性改变，或隐裂；侧位片可见椎曲增大，或腰骶轴交角变小，或有椎体假性滑脱。

3.1.2.4 实验室检查

查血、尿常规无异常，可除外泌尿系炎症。

3.1.3 诊断分型

3.1.3.1 关节退变型

指椎弓峡部退变或一侧隐裂，但未有滑脱者。此类型腰曲多增大。

3.1.3.2 关节不稳型

指先天性腰骶后关节结构不对称，或腰椎骶化、骶椎腰化，或骶椎裂。此类型腰骶轴交角多变小。

3.1.3.3 假性滑脱型

由于骶椎或第五腰椎上关节突磨损、关节腔狭窄，导致上一个椎体前移（一般不超过Ⅰ度），出现类似椎体滑脱，临床称"假性滑脱"。

3.2 鉴别诊断

3.2.1 腰椎间盘突出症

可检出病变侧下肢放射痛，屈颈加强试验、直腿抬高试验均可阳性，CT、MRI检查可助诊断。

3.2.2 类风湿性关节炎

有多个关节同时疼痛受累，实验室检查如血沉、类风湿因子、抗"O"、C反应蛋白多可呈阳性反应。

3.2.3 强直性脊柱炎

本病为一种血清阴性脊柱炎，早期表现为骶髂关节密度增高，关节面可有破坏，HLA－B27 可助诊断。

3.2.4 腰骶部脂肪疝

此处筋膜较薄弱，表面有较丰富的脂肪组织。当剧烈弯腰时，臀大肌猛烈收缩，深部脂肪组织受压，经臀上皮神经固有裂孔或骶髂筋膜撕裂处疝出，形成脂肪疝而挤压神经血管引起腰骶部疼痛、牵扯臀部疼痛。相应部位可以触及脂肪团，影像上无异常。

3.2.5 腰椎滑脱症

X线摄片可有椎体滑脱，椎弓峡部不连。

3.2.6 臀部皮神经卡压征

其疼痛部位在两臀部，髂嵴神经线路有压痛，可有条索状改变。

4 辨证

4.1 先天不足证

先天肝肾不足，筋骨失于荣养。发病早，症状多见腰部隐痛，可伴腰膝酸软无力。舌淡，脉细。

4.2 后天失养证

后天饮食不节，脾胃不能运化水谷精微，滋养筋骨。多伴有无力、面黄症状。舌淡，苔腻，脉细无力。

4.3 外伤劳力证

受于外力或过劳发病。疼痛明显或刺痛拒按，按则痛甚。舌紫，苔黄，脉涩。

5 治疗

5.1 治疗原则

以理筋、调曲、练功为主。

5.2 治疗方法

5.2.1 理筋疗法

5.2.1.1 药熨法

腰部采用药熨，将活血化瘀、温经通络的中药打成粗粉，加酒、醋各半拌匀，加热后纱布包裹，在病变局部热熨致皮肤潮红，以改善肌肉功能。每日1次，每次30分钟，10次一个疗程，休息1日，再行第二疗程。

5.2.1.2 针刺法

取腰眼、八髎等穴。可配合电针治疗，每日1次，每次30分钟，10次一个疗程，休息1日，再行第二疗程。

5.2.1.3 拔罐法

腰部肌肉板硬者可用刺络放血拔罐法。

5.2.1.4 针刀松解法

对腰骶部痛点或结节条索状物进行松解治疗，以减轻腰骶部肌张力，利于椎体复位；针对相关痛点和神经卡压点进行疏通剥离，松解减压；针对竖脊肌、臀大肌、髂腰肌起止点，然后松解臀上皮神经出口，松解后立即配合整脊手法，并带腰围固定带。

5.2.2 正脊调曲疗法

5.2.2.1 正脊骨法

对关节不稳型可行胸腰旋转法或腰骶侧扳法。但对假性滑脱型不宜行腰骶侧扳法。（正脊骨法具体操作方法及适应证、禁忌证、注意事项见附录A）

5.2.2.2 牵引调曲法

选用四维整脊牵引床根据腰椎曲度和轴交角行一维调曲法、三维调曲法或四维调曲法，主要调整椎曲和腰骶轴交角。（牵引调曲法具体操作方法及适应证、禁忌证、注意事项见附录A）

5.2.3 药物疗法

5.2.3.1 分证论治

5.2.3.1.1 先天不足证、后天失养证

治法：补益肝肾，强筋壮骨，通络止痛。

主方：金匮肾气丸（《金匮要略》）、六味地黄丸（《小儿药证直诀》）加减。

5.2.3.1.2 外伤劳力证

治法：活血化瘀。

主方：血府逐瘀汤（《医林改错》）等加减。

5.2.3.2 中成药

可选用具有活血止痛、通经活络作用的中成药，如腰痛宁、仙灵骨葆胶囊。或局部敷贴活血止痛类膏药。

5.2.4 练功疗法

选用"健脊强身十八式"中第十二式、第十三式及第十四式进行功能锻炼。（图示见附录B）

5.3 注意事项

5.3.1 假性滑脱型不宜行腰骶侧扳法。

5.3.2 药敷时温度以患者适应为宜，不能过烫，避免烫伤；所用药物尽量选择对皮肤刺激小的，敷后如局部皮肤有红点、出现过敏反应者，需停用本法。

臀部皮神经卡压征

1 范围

本《指南》规定了臀上皮神经卡压征、臀中皮神经卡压征及股后皮神经卡压征的诊断、治疗。

本《指南》适用于臀上皮神经卡压征、臀中皮神经卡压征及股后皮神经卡压征的诊断与治疗。

2 术语和定义

下列术语和定义适用于本《指南》。

臀部皮神经卡压征 gluteal nerve compression symptoms

臀部皮神经卡压征是指由于臀部的肌肉筋膜损伤、粘连，导致穿越并支配臀部的皮神经受卡压、刺激，引起神经支配区域的疼痛、麻木等症状。

臀部皮神经卡压征，属中医"腰胯痛"的范畴。

3 诊断

3.1 诊断要点

3.1.1 病史

各年龄段均可发生，多有臀部扭挫伤史、慢性劳损史、风寒侵袭史或腰椎劳损史。也有因腰椎损伤继发者。

3.1.2 临床表现

3.1.2.1 症状

患者多有一侧或双侧臀部疼痛、麻木感，呈刺痛或撕裂样疼痛，慢性期多为酸痛，可伴有同侧股后、股后外侧区牵涉痛，一般不过膝，部分患者伴有阴部疼痛，腰活动受限，多为前屈运动受限，坐起困难，每当由坐位改直立位时（或由直立位坐下时），感觉腰"用不上力"，多不能直接站起或坐下，需人搀扶或双手扶持其他支撑物方可站起，遇劳累、风寒后加重，热敷或按摩后减轻。

3.1.2.2 体征

在臀上皮神经入臀点、骶髂关节外侧、臀大肌下缘股后中点处压痛并可触及结节、条索状物，重压时可放射至下肢，直腿抬高试验多为阴性。部分患者有腰椎椎曲改变，多见于腰 1~3 节段。受累神经分布区皮肤感觉过敏、迟钝。

3.1.2.3 影像学检查

腰椎、骨盆及髋关节影像学检查无相应阳性发现。

3.1.2.4 电生理检查

偶有臀上、臀中及股后皮神经传导速度减慢。

3.1.2.5 实验室检查

ESR、CRP 正常，RF 及 HLA-B27 阴性。

3.1.3 诊断分型

3.1.3.1 臀上皮神经卡压征

腰臀部及股后外侧区疼痛，疼痛多不过膝，偶有疼痛反射至小腿外侧及足背外侧者，查体可见臀上皮神经入臀点处压痛，并可触及条索或结节，沿臀上皮神经分布区皮肤针刺感过敏或迟钝。

3.1.3.2 臀中皮神经卡压征

臀内侧及骶部疼痛，疼痛弥散，查体可见骶髂关节外侧压痛，并可触及结节或条索，沿臀中皮神经分布区皮肤针刺感过敏或迟钝。

3.1.3.3　股后皮神经卡压征

臀下部、股后区及小腿后区疼痛，偶有阴部放射者，臀大肌下缘股后中点压痛并可触及结节或条索状改变，沿股后皮神经分布区皮肤针刺感过敏或迟钝。

3.2　鉴别诊断

3.2.1　腰椎间盘突出症

本症有腰痛伴下肢放射痛，多有腰椎侧弯或后凸畸形，腰椎活动受限，直腿抬高试验及加强试验阳性，腰椎 CT 或 MRI 检查有与疼痛相符合的突出表现。

3.2.2　梨状肌综合征

本病表现为臀部疼痛，可伴有同侧股后区及小腿后外侧牵涉样痛，严重者疼痛剧烈，自觉患肢变短、跛行，查体时在梨状肌体表投影区有深压痛，并可触及痉挛、肿胀、肥厚的梨状肌等改变，直腿抬高试验初始时疼痛加剧，超过 60°后疼痛反而减轻，梨状肌紧张试验阳性。

3.2.3　强直性脊柱炎

表现为腰骶部休息痛及活动受限，伴有晨僵，查体可见骶髂关节处压痛，HLA－B27 强阳性率达 95%，活动期血沉增快，骶髂关节 CT、MRI 或 X 线检查有阳性发现。

3.2.4　腰椎后关节错缝症

临床表现为腰骶部弥漫性疼痛，可伴有一侧及两侧臀部及股后区疼痛，疼痛位一般与神经分布不一致，腰骶部僵硬，休息后或晨起时症状较重，活动后症状减轻，腰部棘突旁有深压痛，X 线检查可发现关节突关节移位，两侧不对称。

3.2.5　骶髂关节致密性骨炎

多有劳损史，女性多见，缓慢发病，逐渐出现腰骶部疼痛，休息后缓解，查体可见骶髂关节处压痛，骶髂关节 X 线摄片可见髂骨面骨质密度增高，无明显关节间隙改变。

4　治疗

4.1　治疗原则

以理筋疗法为主。

4.2　治疗方法

4.2.1　理筋疗法

4.2.1.1　药熨、中药熏蒸法

将活血化瘀、温经通络的中药打成粗粉，加酒、醋各半拌匀，加热后纱布包裹，在病变局部热熨致皮肤潮红。

4.2.1.2　针灸法

取阿是穴、环跳、上髎、中髎、下髎等穴位。或配合电针治疗，每日 1 次，每次 30 分钟，10 次一个疗程，休息 1 日，再行第二疗程。

4.2.1.3　推拿法

4.2.1.3.1　分筋手法

用双拇指或单拇指在患处与肌纤维垂直方向左右弹拨，起到分离粘连、疏通经络、促进局部血液循环的作用。

4.2.1.3.2　理筋手法

用双拇指或单拇指将移位的软组织（韧带、肌腱、肌纤维、神经等）扶正，再顺纤维方向按压、抚平，使组织恢复正常（或原）解剖位置，适应生理功能。

4.2.1.3.3　镇定手法

在分筋、理筋手法使肌肉恢复正常（或原）解剖位置后再用单拇指（或辅以其他指）在患处静压 10～20 秒，以缓解肌肉痉挛并达到镇痛作用。

4.2.1.4 闭合松解法

应用液体刀、小针刀、微型刀、铍针进行闭合松解，解除卡压，使神经恢复正常解剖位置。

4.2.2 正脊调曲疗法

正脊骨法：对腰椎椎曲异常者可选用腰椎旋转法恢复腰椎正常曲度。（正脊骨法具体操作方法及适应证、禁忌证、注意事项见附录 A）

4.2.3 药物疗法

在条索状物及压痛部位应用2%利多卡因注射液2ml + 地塞米松磷酸钠注射液2.5mg + 注射用水7ml 局部注射。

4.2.4 练功疗法

选用"健脊强身十八式"中的第十二式功能锻炼。（图示见附录 B）

4.3 注意事项

药敷时温度以患者适应为宜，不能过烫，避免烫伤；所用药物尽量选择对皮肤刺激小的，敷后如局部皮肤有红点、出现过敏反应者，需停用本法。

骶髂关节错缝症

1 范围

本《指南》规定了骶髂关节错缝症的诊断、治疗。

本《指南》适用于骶髂关节错缝症的诊断和治疗。

2 术语和定义

下列术语和定义适用于本《指南》。

骶髂关节错缝症 sacroiliac joint subluxation

骶髂关节错缝症是指骶髂关节因慢性劳损，关节韧带张力失衡，骶髂关节齿状关节缝发生错位，导致骶髂关节及腰胯部疼痛等系列症状。

骶髂关节错缝症有文献称"骶髂关节紊乱综合征"，属中医"痹证"、"腰胯痛"的范畴。

3 诊断

3.1 诊断要点

3.1.1 病史

多有外伤史、腰胯负重史，或者妇女有妊娠生育史。

3.1.2 临床表现

3.1.2.1 症状

腰下部疼痛，并有单侧或双侧骶髂关节臀外上方疼痛。有的单侧或双侧交替发生类似坐骨神经样疼痛。患侧骶髂关节周围有肌肉痉挛，下肢活动受限，且不能负重，跛行。弯腰、翻身、仰卧等均能引起症状加重。患侧下肢疼痛无力，可有下肢放射性疼痛，偶有麻木感，自觉下肢有延长或短缩。

3.1.2.2 体征

骶髂关节局部压痛或叩痛，双下肢不等长，髂后上棘处有凹陷感或饱满感，单腿站立试验阳性，骨盆分离挤压试验、"4"字试验、床边试验均为阳性。

3.1.2.3 影像学检查

3.1.2.3.1 X线检查

骨盆正位X线摄片显示骨盆旋转（闭孔左右不对等），部分患者可见患侧骶髂关节间隙增宽或变窄，关节面排列紊乱，耻骨联合略有上下移动。陈旧性患者则可见骶髂关节边缘骨质增生或骨密度增高。

3.2.2.3.2 CT检查

可见关节面不对称。

3.1.3 诊断分型

3.1.3.1 前错位

发生于下肢伸髋屈膝的位置上，病侧下肢较健侧伸长，髂后上棘处有凹陷感，X线摄片示髂骨稍向前下错位，患侧耻骨联合略向下移动。

3.1.3.2 后错位

发生于下肢屈髋伸膝的位置上，病侧下肢较健侧缩短，髂后上棘处有饱满感，X线摄片示髂骨稍向后上错位，患侧耻骨联合略向上移动。

3.2 鉴别诊断

3.2.1 强直性脊柱炎

本病是一种类风湿因子阴性，累及中轴关节和肌腱韧带骨附着点的慢性炎症性疾病，主要侵犯骶髂关节、脊柱骨突、脊柱旁软组织及外周关节，并可伴发关节外表现；实验室检查可见 HLA － B27

阳性，C反应蛋白阳性，血沉增快；X线摄片可见骶髂关节模糊，边缘不清，间隙狭窄。

3.2.2 髋关节疾病

包括髋关节滑膜炎、髋关节骨关节炎、股骨头缺血性坏死等，表现为髋关节局部疼痛、活动受限等，"4"字试验、床边试验可为阳性，X线摄片、CT、MRI检查可明确诊断。

3.2.3 骶髂关节结核

无外伤史或仅有轻微外伤史，局部出现症状，并有全身症状如低烧、盗汗、消瘦等，X线摄片检查即可明确诊断。

4 辨证

4.1 气滞血瘀证

有明显的外伤史、单侧下肢突然负重史，可使骶髂关节筋脉突然受伤，气血瘀滞不通，不通则痛；从而出现腰痛转侧不利，活动受限，痛有定处，骶髂关节部有压痛，腰骶部周围肌肉明显紧张，腹胀，大便干。舌紫暗，有瘀斑，苔薄黄，脉弦紧或涩。

4.2 肝肾亏虚证

素体肝肾不足，或劳力负重，或妇女妊娠、产后筋骨慢性劳损，气血虚弱，致使骶髂关节韧带松弛，筋骨不固而错位。舌淡苔白，脉细弱。

5 治疗

5.1 治疗原则

原则上是筋骨并重，以理筋、手法正骨复位、练功为主，使骶髂关节恢复正常位置。

5.2 治疗方法

5.2.1 理筋疗法

5.2.1.1 药熨或熏蒸法

应用活血化瘀、舒筋活络药物，水煎后直接熨烫骶髂关节部或用药蒸气直接熏蒸骶髂关节部，促进局部血液循环，改善组织新陈代谢，缓解肌肉痉挛和疼痛，每次30分钟。

5.2.1.2 针刺法

以骶臀部八髎穴位为主，可配合电针治疗，每日1次，每次30分钟，10次一个疗程，休息1日，再行第2个疗程。

5.2.1.3 推拿法

在骶臀部施㨰、拿、揉、拍打等推拿按摩手法，每次20分钟。

5.2.2 正脊调曲疗法

正脊骨法：常用有腰骶侧扳法。前错位应用手牵顶盆法的式式一，后错位应用过伸压盆法等。（正脊骨法具体操作方法及适应证、禁忌证、注意事项见附录A）

上述理筋法和正脊骨法每日1次，10次一个疗程，休息1日，再行第二个疗程。

5.2.3 药物疗法

5.2.3.1 分证论治

5.2.3.1.1 气滞血瘀证

治法：活血化瘀，理气止痛。

主方：身痛逐瘀汤（《医林改错》）加减。

5.2.3.1.2 肝肾亏虚证

治法：补益肝肾，强筋健骨。

主方：六味地黄丸（《小儿药证直诀》）加减。

5.2.3.2 外用药

局部疼痛肿胀者，可外敷双柏散、祛瘀消肿药膏等；肿胀不明显者可外贴跌打膏、伤科膏药等。

5.2.4 练功疗法

病情稍缓解后，应加强腰、髋部的功能锻炼，以缓解腰、髋部的肌肉紧张，增强腰骶部肌肉的力量。可选"健脊强身十八式"中第十式、第十一式、第十四式、第十六式、第十七式。（图示见附录B）

5.3 注意事项

5.3.1 复位时手法不要使用暴力。

5.3.2 有损伤史者，应详查病史。

5.3.3 药敷时温度以患者适应为宜，不能过烫，避免烫伤；所用药物尽量选择对皮肤刺激小的，敷后如局部皮肤有红点、出现过敏反应者，需停用本法。

颈脊源性血压异常症

1 范围

本《指南》规定了颈脊源性血压异常症的诊断、治疗。

本《指南》适用于颈脊源性血压异常症的诊断和治疗。

2 术语和定义

下列术语和定义适用于本《指南》。

颈脊源性血压异常症 cervicogenic blood pressure abnormality

颈脊源性血压异常症是指由于颈椎骨关节位移，椎曲紊乱，刺激或压迫颈椎动脉和交感神经，导致基底动脉缺血、脑供血障碍而致头痛、眩晕和血压的偏高、偏低或波动不定的病症。

颈脊源性血压异常症，现代文献资料中与此症相关的称谓有"颈椎性血压异常"、"颈椎性高血压"、"颈性高血压"、"颈型高血压"、"颈源性高血压"、"颈椎病致血压异常"、"交感型颈椎病"等，属中医"头痛"、"眩晕"等范畴。

3 诊断

3.1 诊断要点

3.1.1 病史

有颈部慢性劳损、疼痛、活动障碍病史。

3.1.2 临床表现

3.1.2.1 症状

血压升高和降低与颈椎疼痛发作症状同步。患者出现颈后部疼痛、头痛或头晕等颈椎症状时，血压也随之改变。头颈部症状缓解后，血压亦随之改变。在形成固定性的高血压或低血压之前的相当长时间内，患者的血压波动不定，并有头昏、头晕、记忆力减退、全身无力等症状。降压药物疗效不佳，而治疗颈椎后血压明显改善。

3.1.2.2 体征

3.1.2.2.1 颈部检查

可有颈椎生理曲度改变、颈部活动受限，颈椎棘突或横突偏移及相应棘突压痛等。

3.1.2.2.2 血压检测

早期血压多呈波动，发作期常与颈部劳累损伤等因素有关，血压波动一般经 2~3 周后缓解；中后期呈持续性高血压或低血压，且双侧上肢血压在卧位、坐位状态下差别较大，通常大于 10mmHg 以上。

3.1.2.3 影像学检查

3.1.2.3.1 X 线检查

X 线摄片可见颈椎生理曲度异常（变小或反弓或加大）、钩椎关节不对称，椎间隙变小，椎骨移位、椎骨增生，项韧带钙化或寰枢关节间隙不对称。

3.1.2.3.2 CT 检查

可有枢椎齿状突偏移，椎间盘膨出或突出，相应硬膜囊受压等改变。

3.1.2.3.3 MRI 检查

可有椎间盘膨出或突出，相应硬膜囊受压，或黄韧带增厚等改变。

3.1.2.4 辅助检查

经颅多普勒检查显示椎－基底动脉供血不足。

3.1.2.5 实验室检查

可做心电图、尿、血象等检查。以排除其他并发症。

3.1.3 诊断分型

3.1.3.1 血压型

此型以脉压差低为特征，血压以 100～80/80～60mmHg 为常见，甚至出现 100/90mmHg，两极化血压，此类患者多有头昏、头晕、记忆力减弱、全身无力等表现。

3.1.3.2 高血压型

舒张压 >95mmHg，或收缩压 39 岁以下 >140mmHg，40～49 岁 >150mmHg，，50～59 岁 >158mmHg，60 岁以上 >170mmHg，此类患者多有头痛、头晕、心慌心跳、失眠多梦等表现。

3.1.3.3 血压波动型

此类患者血压不稳定，时高时低，伴有头昏、头脑不清、颈部抽痛等症状，同时也可引起心慌、胸闷、失眠等症状。

3.2 鉴别诊断

3.2.1 原发性高血压

本病原因未明，常有遗传性，降压药物有一定效果；无颈部症状与体征，或发作与颈部症状无明显关系。

3.2.2 肾性高血压

本病青年多见，常有肾脏病史，尿检查异常；症状较少，肢体湿冷；无颈部症状与体征。

3.2.3 继发性高血压

指继发于其他疾病或原因的高血压，血压升高仅是这些疾病的一个临床表现。常见于肾实质病变、肾动脉狭窄、嗜铬细胞瘤、原发性醛固酮增多症、库欣综合征、主动脉缩窄等疾病。

3.2.4 特发性起立性低血压

具有大小便失禁、阳痿、无汗、起立性低血压四大主症；多发生于 40～50 岁的男性；有腱反射亢进，出现病理反射，肌张力增强，帕金森样步行；无颈部症状与体征。

4 辨证

4.1 瘀结证

此为早期，颈部不舒，血压波动，眼蒙，眼胀，胸闷，上午重下午轻，食欲不振，小便不利。舌质淡或红，苔薄白，脉弦或涩。

4.2 肝热证

颈部胀痛或困重，血压持续偏高，头痛，头晕，头胀，烦热，目赤，口苦咽干，尿黄，大便秘结。舌质红，苔黄而干，脉弦数有力。

4.3 阴虚阳亢证

颈部疼痛或灼热感，血压偏高，头晕眼花，头重脚轻，耳鸣，烦躁易怒，口干，尿黄而少。舌质红，苔薄白或薄黄，脉细弦。

4.4 气阴两虚证

颈项易累，血压偏低，少气懒言，心悸，口干，畏寒，肢冷。舌质淡，苔少或无苔，脉细弱。

5 治疗

5.1 治疗原则

以理筋、调曲、练功为主。

5.2 治疗方法

5.2.1 理筋疗法

5.2.1.1 药熨法

对颈肌、胸背肌进行药熨，将活血化瘀、温经通络的中药打成粗粉，加酒、醋各半拌匀，加热后纱布包裹，在病变局部热熨致皮肤潮红，每次 30 分钟。

5.2.1.2 推拿法

对颈背肩部进行滚法、点法、按法、揉法、拿法等手法治疗，放松局部肌肉。

5.2.2 正脊调曲疗法

5.2.2.1 正脊骨法

选用寰枢端转法、牵颈折顶法、颈椎旋提法、过伸提胸法纠正椎体旋转，恢复颈椎曲度。（正脊骨法具体操作方法及适应证、禁忌证、注意事项见附录A）

5.2.2.2 牵引调曲法

行仰卧位颈椎布兜牵引，并根据腰椎曲度应用四维整脊牵引床辨证行一维调曲法、二维调曲法、三维调曲法、四维调曲法治疗。（牵引调曲法具体操作方法及适应证、禁忌证、注意事项见附录A）

上述理筋、调曲疗法每日1次，10次一疗程，休息1日，再行第二疗程。

5.2.3 分证论治

5.2.3.1 瘀结证

治法：行气，活血，散结。

主方：四逆散（《伤寒论》）加减。

5.2.3.2 肝热证

治法：清热平肝。

主方：龙胆泻肝汤（《医方集解》）加减。

5.2.3.3 阴虚阳亢证

治法：益阴潜阳。

主方：大补阴丸（《丹溪心法》）加减。

5.2.3.4 气阴两虚证

治法：益气养阴。

主方：八珍汤（《正体类要》）加味。

5.2.4 练功疗法

眩晕症状消失时，选用"健脊强身十八式"中的第一式、第二式、第四式、第八式、第十式进行功能锻炼，以改善肌肉功能。（图示见附录B）

5.3 注意事项

5.3.1 一般1疗程显效，临床观察2~4疗程，如疗效不佳，转内科诊治。

5.3.2 治疗颈源性血压异常，常常要从腰椎、胸椎着手，调治腰骶轴交角和胸椎侧凸是关键。

5.3.3 正脊骨法在筋松的情况下使用，手法力度应适中，避免暴力。

5.3.4 有眩晕症状时忌用颈椎牵引，行颈椎牵引时不能过重。

5.3.5 颈脊源性血压异常症用内科药物治疗半年以上，再行整脊治疗者血压很难恢复。

5.3.6 药敷时温度以患者适应为宜，不能过烫，避免烫伤；所用药物尽量选择对皮肤刺激小的，敷后如局部皮肤有红点、出现过敏反应者，需停用本法。

脊源性心悸、怔忡症

1 范围

本《指南》规定了脊源性心悸、怔忡症的诊断、治疗。

本《指南》适用于脊源性心悸、怔忡症的诊断和治疗。

2 术语和定义

下列术语和定义适用于本《指南》。

脊源性心悸、怔忡症 palpitation due to spine disorders

脊源性心悸、怔忡症是指由于脊椎（颈椎、胸椎）骨关节错位，刺激脊神经或交感神经，导致以心悸、怔忡、心律失常为主诉的疾病。

脊源性心悸、怔忡症文献资料有称"脊源心律失常"、"颈源性心脏病"、"脊源性冠心病"者。中医称"心悸"、"怔忡"。

3 诊断

3.1 诊断要点

3.1.1 病史

多发于青壮年，无性别差异。有典型颈、胸椎病史；发病前常有颈、胸椎活动诱因。

3.1.2 临床表现

3.1.2.1 症状

自觉胸闷、心慌，心率加快或变缓，可达 90~110 次/分钟或 50~60 次/分钟，颈项背酸累不适，有时轻时重的胸闷或胸部压榨样不适感，伴有头晕头痛，失眠多梦，反应迟钝或易激动。症状与劳累有关。

3.1.2.2 体征

颈椎棘突有 1~4 个不等偏移，或左或右，伴压痛或酸胀，胸椎上段可有偏移伴稍后突（1~4 个不等），颈活动受限，椎间孔挤压试验或臂丛牵拉试验可有阳性。心跳加快或缓慢，心脏听诊时各瓣膜听诊区无病理性杂音。

3.1.2.3 影像学检查

3.1.2.3.1 X 线检查

可见颈椎生理曲度改变，颈曲变直或略有反弓，钩突变尖或变平，钩椎关节左右不对称，寰枢关节间隙左右不对称。胸椎上段有旋转及侧凸。

3.1.2.3.2 CT、MRI 检查

可有颈椎椎间盘退变、膨出或压迫硬脊膜。

3.1.2.4 辅助检查

3.1.2.4.1 心电图检查

可有各种心律异常样改变或轻度 ST - T 改变，缺血性心电图改变不明显。排除心脏器质性疾患。

3.1.2.4.2 动态心电图

通过 24 小时连续心电图记录可以记录到心律异常的发作，自主神经系统对自发心律异常的影响，自觉症状与心律异常的关系。

3.1.2.4.3 完善心脏彩超及心肌酶谱、电解质等检查可进一步除外心脏器质性疾患。

3.2 鉴别诊断

3.2.1 动脉粥样硬化性心脏病

心电图检查可见房室传导阻滞、束支传导阻滞、左束支前分支或后分支阻滞及室性期前收缩、室

性心动过速或心室颤动等心律异常改变。心电图以 R 波为主的导联中 ST 段降低与 T 波平坦或心室颤动等心律异常改变。心电图以 R 波为主的导联中 ST 段降低与 T 波平坦或倒置或出现深而宽的 Q 波。患者有阵发性胸骨后压榨性疼痛，或剧烈而持久的胸骨后疼痛，症状的诱发及加重，主要因素是劳累，其次为情绪激动。属一般心绞痛者舌下含服硝酸甘油可很快缓解；属心肌梗死者则易导致休克和心力衰竭。

3.2.2 风湿性心脏病

晚期二尖瓣狭窄患者中约 30%～40% 可出现房性期前收缩、心房扑动或阵发性房颤，并渐转为持久性。心电图的改变以左、右心室肥厚和劳损为主。患者可有活动性风湿炎症的反复发作，伴呼吸困难、发绀等，心前区或三尖瓣听诊区可闻及收缩期及舒张期杂音，胸部 X 线摄片示左或右心室、心房增大等。

3.2.3 病毒性心肌炎

90% 左右以心律失常为主诉或首见症状，临床诊断依据：心功能不全、心源性休克或心脑综合征；心脏扩大；心电图改变；CK－MB 升高或心肌肌钙蛋白（cTnI 或 cTnT）阳性。心包穿刺液检查，发现以下之一者可确诊心肌炎，即分离到病毒，用病毒核酸探针查到病毒核酸，或特异性病毒抗体阳性。

3.2.4 预激综合征

诊断主要靠心电图，单纯预激并无症状。并发室上性心动过速则与一般室上性心动过速相似。并发房扑或房颤者，心室率多在 200 次/分左右，除心悸等不适外尚可发生休克、心力衰竭，甚至突然死亡。

3.2.5 心脏神经官能症

心电图常表现为窦性心动过速，部分患者出现 ST 段压低或水平性下移，T 波低平、双相或倒置，多在 Ⅱ、Ⅲ、aVF 或 V4～V6 导联出现，并经常发生变化。心脏超声检查可排除心脏、大血管和瓣膜的结构异常

3.2.6 肝心综合征

由于肝胆系统疾病引起心悸、心绞痛、心功能不全、心律失常及心电图示心肌受损等一系列临床表现，心电图可见 ST 段下移，T 波低平倒置，QRS 波幅降低、QT 间期延长，U 波明显及传导障碍和心律失常等表现，结合实验室检查有血清总蛋白及白蛋白减少等即可诊断。

4 辨证

4.1 心血瘀阻证

以心络挛急、血瘀气滞为主。主要表现为心悸怔忡、短气喘息、胸闷不舒、心痛时作，或形寒肢冷。舌质暗或有瘀斑、瘀点，脉虚或结代。

4.2 痰浊阻滞证

表现为心悸气短、心胸痞闷胀满、痰多、食少腹胀，或有恶心。舌苔白腻或滑腻，脉弦滑。

4.3 心阴亏虚证

表现为心悸易惊、心烦失眠、口干微热、五心烦热、盗汗。舌红少津，脉细数。

4.4 脾肾阳虚证

表现为心悸倦怠、少气懒言、大便溏薄、腹胀纳呆、腰痛阴冷、畏寒肢凉，小便不利。舌苔白腻质淡，脉沉细迟或结代。

5 治疗

5.1 治疗原则

本病治疗以理筋、调曲复位、练功为主。

5.2 治疗方法

5.2.1 理筋疗法

5.2.1.1 药熨法

选用具有活血化瘀、温经通络作用的中药打成粗粉，加酒、醋各半拌匀，加热后纱布包裹，在病变局部热熨致皮肤潮红。或按揉，以舒筋缓急，通络止痛，每次30分钟。

5.2.1.2 针刺法

以背部膀胱经腧穴、督脉穴位、夹脊穴为主，如神道、厥阴俞、心俞、肾俞和阿是穴等。可配合电针治疗，每日1次，每次30分钟，10次一个疗程，休息1日，再行第二疗程。

5.2.1.3 推拿法

先寻找背部阳性反应性结节或条索，用拇指、大鱼际、掌根或指面交替在某一特定病变部位上，自上而下做回旋揉捻，以患者感觉轻微的酸痛，可以忍受为度。然后用推、拿、揉、压、拍等法对胸背肌筋膜、肩胛部分筋理筋。

5.2.1.4 拔罐法

于背部膀胱经、督脉部位，采取拉罐法，以皮肤淤红为宜。

5.2.2 正脊调曲疗法

5.2.2.1 正脊骨法

选用按脊松枢法、寰枢端转法、牵颈折顶法、颈椎旋提法、过伸提胸法调椎止骨。（正脊骨法具体操作方法及适应证、禁忌证、注意事项见附录A）

5.2.2.2 牵引调曲法

行仰卧位颈椎布兜牵引，并根据腰椎曲度应用四维整脊牵引床辨证行一维调曲法、二维调曲法、三维调曲法及四维调曲法。（牵引调曲法具体操作方法及适应证、禁忌证、注意事项见附录A）

上述理筋、调曲法每日1次，10次一疗程，休息1日，再行第二疗程。

5.2.3 分证论治

5.2.3.1 心血瘀阻证

治法：活血化瘀，宽胸行气通络。

主方：血府逐瘀汤（《医林改错》）加减。

5.2.3.2 痰浊阻滞证

治法：理气化痰，宁心安神。

主方：导痰汤（《济生方》）加减。

5.2.3.3 心阴亏虚证

治法：滋养阴血，宁心安神。

主方：天王补心丹（《摄生秘剖》）加减。

5.2.3.4 脾肾阳虚证

治法：温补脾肾，利水宁心。

主方：理中汤（《伤寒论》）合真武汤（《伤寒论》）加减。

5.2.4 练功疗法

选用"健脊强身十八式"中的第一式、第二式、第四式、第八式、第十式进行功能锻炼，以改善肌肉功能。（图示见附录B）

5.3 注意事项

5.3.1 一般1疗程显效，临床观察2～4疗程，神经血管功能逐渐恢复。

5.3.2 如经整脊治疗1周无效，转内科治疗。

5.3.3 勿睡高枕，改正不良姿势，注意颈部保暖，避免持续久坐。

5.3.4 药敷时温度以患者适应为宜，不能过烫，避免烫伤；所用药物尽量选择对皮肤刺激小的，敷后如局部皮肤有红点、出现过敏反应者，需停用本法。

_____

脊源性胃肠功能紊乱症

1 范围

本《指南》规定了脊源性胃肠功能紊乱症的诊断、治疗。

本《指南》适用于脊源性胃肠功能紊乱症的诊断和治疗。

2 术语和定义

下列术语和定义适用于本《指南》。

脊源性胃肠功能紊乱症 spinal mimic gastric abscess

脊源性胃肠功能紊乱症是指由脊柱骨关节紊乱引起，以胃脘部经常发生疼痛及消化不良为主症的一组病症。

脊源性胃肠功能紊乱症有文献称"功能性消化不良（包括餐后不适综合征及上腹痛综合征）"、"胃肠神经功能紊乱"、"胃肠神经官能症"、"肠易激综合征"、"颈胃综合征"等。属中医"胃脘痛"、"心下痛"范畴。

3 诊断

3.1 诊断要点

3.1.1 病史

多有颈椎病、胸椎小关节紊乱、脊柱退行性变、颈背肌筋膜炎等病史。

3.1.2 临床表现

3.1.2.1 症状

以胃脘部经常性疼痛为主，疼痛性质各异，可表现为胀痛、隐痛、剧痛、阵发痛、绞痛、固定痛、坠痛等，胃脘痛可牵及脊背、胁肋、下腹、腰部、胸部及肩膀，可伴有反复发作的连续性嗳气、咽部异物感，无饥饿感，或时而食欲旺盛，时而无食欲，胃内上冲上逆，打嗝、口干、口苦，反酸、恶心、呕吐、剑突下灼热感，每遇情绪变化则症状加重。肠易激惹综合征为胃肠道最常见的功能性表现，患者常有腹痛、腹胀、肠鸣、腹泻和便秘，腹痛常因进食或冷饮而加重，在排便、排气、灌肠后减轻，可有排便不畅感或排便次数增加。

3.1.2.2 体征

可出现颈或背部肌肉紧张、压痛及韧带剥离感，棘突间隙不等宽。棘突偏歪而出现胃脘症状者，脊背检查以胸 5~8 节段的病理性棘突偏移为主，出现肠道症状者则以胸 9~12 节段的病理性棘突偏移为主，还可出现脊椎活动度下降，棘旁压痛等体征，并扪及条索状物。

大部分患者无腹部体征出现。出现上腹部压痛者，可见于胃炎，多位于中上腹或上腹偏左。

3.1.2.3 影像学检查

3.1.2.3.1 X线检查

脊柱 X 线摄片显示有颈椎病或颈、胸小关节错位征象。颈椎可出现曲度改变，中断、变直、过曲、成角，椎间出现"双边"、"双凸"、"双凹"征。下段胸椎侧弯多见，可向左侧弯亦可向右侧弯，侧弯常伴该段胸椎生理曲度变直；胸椎棘突向左或向右偏歪，宽窄不一，关节面模糊，棘突偏歪的脊椎一般在脊柱侧弯段内。胃肠 X 线钡餐可见到胃蠕动失常，痉挛性畸形，或黏膜皱襞粗厚紊乱等。必要时可行全消化道造影检查。

3.1.2.3.2 CT 及 MRI 检查

CT 及 MRI 检查作为特殊的检查手段，主要用于脊柱和腹部疾患的鉴别诊断，不作为常规检查。

3.1.2.4 辅助检查

3.1.2.4.1 腹部超声检查

检查肝、胆、胰、脾形态学改变，以排除其他疾患。

3.1.2.4.2 电子胃镜检查

能最直接观察到胃炎的位置，大小范围及深度。

3.1.2.5 实验室检查

3.1.2.5.1 血常规检查

在患脊源性胃炎时，可出现白细胞升高、红细胞及血色素降低等表现。

3.1.2.5.2 便常规检查

部分患者可见脂肪球及白细胞。

3.1.2.5.3 生化检查

检查肝、肾功能及血清酶学，以排除其他疾患。

3.1.3 诊断分型

可分为脊源性腹泻、脊源性胃下垂、脊源性肠易激综合征、脊源性呃逆、脊源性胃炎。

3.2 鉴别诊断

3.2.1 急性肠炎、急性痢疾

表现为腹部剧痛，有腹泻和脓血便，粪便镜检有大量脓细胞及红细胞，肠炎每高倍镜下红细胞少于5个，痢疾每高倍镜下红细胞多大于15个。

3.2.2 急性阑尾炎

以转移性右下腹痛为特点，除腹痛外，还有胃肠道及全身症状，腹膜刺激征阳性。实验室检查白细胞计数增高或有核左移。

3.2.3 急性肠梗阻、肠套叠、肠扭转

这几种疾病常有呕吐，腹部包块，和明显的压痛点。

3.2.4 急性胆囊炎、胆结石

多以饮食不当为诱因，出现上腹部持续性疼痛、发热，黄疸，墨菲征阳性。白细胞升高，B超可见胆囊增大、胆道梗阻征象。

3.2.5 急性胰腺炎

多以暴饮暴食为诱因，出现剧烈的上腹痛，向肩背部放射，可迅速出现腹膜刺激征和休克体征。血、尿淀粉酶升高。

3.2.6 心绞痛

不典型的心绞痛，疼痛可位于上腹部，放射至颈、下颌、左肩胛部或右前胸，症状突然出现，一般不超过15分钟，服用硝酸甘油有效。

3.2.7 反流性食管炎

本病是因为胃内容物反流至食管引起，俗称"烧心病"。常常发生于饭后，可出现胸骨后烧灼感或疼痛。前屈或夜间卧床睡觉时，有酸性液体或食物从胃、食管反流至咽部或口腔。可因食管黏膜糜烂而致出血，长期或大量出血均可导致缺铁性贫血。后期则可由于食管瘢痕形成狭窄，而出现永久性咽下困难。

3.2.8 排除颈、胸椎骨折、骨病及发育性结构异常。

4 辨证

4.1 经络痹阻证

头、颈、肩、背、四肢疼痛，痛有定处或窜痛麻木，颈背僵硬，活动受限，颈背部有条索状物，有压痛，身重无力或有肌肉萎缩，肢端麻木。舌质淡红或发暗，脉沉迟或弦。

4.2 气滞血瘀证

头、颈、肩、背及四肢疼痛、麻木，其痛多为刺痛，固定不移，夜间加重，肌肉萎缩，指端麻木。肌肤甲错、面色不华，头晕眼花、失眠健忘、惊惕烦躁、胸闷、胸痛。舌质紫暗或有瘀斑，脉弦细或细涩、弦涩。

4.3 痰瘀交阻证

头昏、眩晕、昏冒，头重如裹，甚至神昏猝倒，恶心呕吐，咽喉梗塞不利，心悸，胸闷，纳呆，咳嗽，头、颈、肩、背、四肢疼痛，身困乏力，肢体沉重麻木无力。舌质暗，舌体胖有齿印，舌苔腻，脉弦滑或细涩。

4.4 肝肾不足证

头晕眼花、视力下降、耳鸣耳聋、腰膝酸软无力、筋惕肉瘈、头摇身颤、步履蹒跚。肢体麻木无力、拘挛，小便淋沥频数或失禁，大便无力、便秘，性功能低下，颧红，牙齿松动，毛发不荣。头脑空胀、心烦易怒、咽干、肌肤甲错。舌体瘦、舌质红少津、少苔或无苔，脉弦细。

5 治疗

5.1 治疗原则

以理筋、调曲、正骨、练功为主，辅以药物治疗。

5.2 治疗方法

5.2.1 理筋疗法

5.2.1.1 药熨法

于颈背部肌肉行药熨。将活血化瘀、温经通络的中药打成粗粉，加酒、醋各半拌匀，加热后纱布包裹，在病变局部热熨致皮肤潮红。

5.2.1.2 针灸法

夹脊穴、膀胱经辨证取穴。可配合电针治疗，每日1次，每次30分钟，10次一个疗程，休息1日，再行第二疗程。

5.2.1.3 推拿法

施推、捏、揉、拿等软组织松解手法及夹脊穴、膀胱经点穴治疗。

5.2.1.4 拔罐法

选用火罐，沿膀胱经及病变部位拔罐。

5.2.1.5 理疗法

可采用超短波、红外线、激光、低中频电刺激及中药离子导入等治疗。可以起到活血化瘀，改善局部血液循环的作用。

5.2.2 正脊调曲疗法

5.2.2.1 正脊骨法

颈椎：采用牵颈折顶法或颈椎旋提法。

胸椎：根据患者的具体情况选择性采用过伸提胸法或俯卧按压法。（正脊骨法具体操作方法及适应证、禁忌证、注意事项见附录A）

5.2.2.2 牵引调曲法

仰卧颈椎布兜牵引及应用四维整脊牵引床行三维调曲法、四维调曲法治疗，以纠正椎体旋转，改善椎曲。（牵引调曲法具体操作方法及适应证、禁忌证、注意事项见附录A）

上述理筋调曲法每日1次，10次一疗程，休息1日后行第二疗程。

5.2.3 分证论治

5.2.3.1 经络痹阻证

治法：通络除痹，祛风散寒。

主方：葛根汤（《伤寒论》）加减。

5.2.3.2　气滞血瘀证

治法：活血化瘀，通经活络。

主方：血府逐瘀汤（《医林改错》）加减。

5.2.3.3　痰瘀交阻证

治法：散瘀通络，利湿化痰。

主方：导痰汤（《济生方》）加四物汤（《理伤续断方》）加减。

5.2.3.4　肝肾不足证

治法：调和气血，补养肝肾。

主方：补阳还五汤（《医林改错》）加左归丸（《景岳全书》）加减。

5.2.4　练功疗法

可用"健脊强身十八式"之第六式至第十五式练功。（图示见附录B）

5.3　注意事项

5.3.1　一般1疗程显效，临床疗效观察2~4疗程，如无效转内科治疗。

5.3.2　眩晕期不宜颈椎布兜牵引。

5.3.3　手法要做到稳、准、轻、巧，切忌暴力。

5.3.4　药敷时温度以患者适应为宜，不能过烫，避免烫伤；所用药物尽量选择对皮肤刺激小的，敷后如局部皮肤有红点、出现过敏反应者，需停用本法。

脊源性月经紊乱症

1 范围

本《指南》规定了脊源性月经紊乱症的诊断、治疗。

本《指南》适用于脊源性月经紊乱症的诊断和治疗。

2 术语和定义

下列术语和定义适用于本《指南》。

脊源性月经紊乱症 spinogenic gynecological disorders

脊源性月经紊乱症是指由于颈、胸、腰、骶椎病损（排序紊乱、曲度改变、侧弯等）引起的子宫异常出血、疼痛，表现为月经期腹痛、腰痛，或周期、经期、经量、经色、经质等发生异常的病理表现。

脊源性月经紊乱症现代医学称之为"痛经"、"月经不调"，中医亦称"痛经"、"经迟"、"经早"、"经乱"、"月经愆期"。

3 诊断

3.1 诊断要点

3.1.1 病史

一般有明显的脊柱损伤病史，颈、胸、腰骶部疼痛，以腰骶部多见，尔后出现痛经、月经先期、后期、先后不定期症状。

3.1.2 临床表现

3.1.2.1 症状

经行小腹疼痛，并随月经周期而发作。月经提前或错后正常周期7天以上或月经前后不定期，行经时小腹疼痛，为阵发性绞痛，有时可放射到阴道、肛门及腰部，遇热多可缓解，并伴有颈椎、腰骶椎僵痛不适，以及上、下肢麻木、胀痛，尿频、尿急，便秘或便溏等。

3.1.2.2 体征

可出现颈、肩、背、腰骶肌肉紧张、疼痛，颈椎、腰椎前屈后伸、左右侧屈、旋转功能受限，脊柱侧弯、骶髂关节髂后上嵴左右不对称。颈部寰枕筋膜、棘突及棘旁压痛明显，腰骶部棘突压痛，棘突偏歪，棘突有阶梯样改变。可伴有叩顶试验、臂丛牵拉试验、直腿抬高试验、挺腹试验阳性。

3.1.2.3 影像学检查

X线摄片示颈、腰曲变直、反弓或加深，腰骶轴交角变小，颈4~5成角，腰2~3反弓，颈、腰椎骨质增生，腰椎骶化，骶椎腰化，隐性骶椎裂等。

3.1.2.4 辅助检查

B超示子宫及附件无异常。

3.2 鉴别诊断

3.2.1 子宫内膜异位症

行经或行经前后小腹疼痛，周期性发作，疼连腰骶，疼痛程度与病史长短相关，妇科检查多有痛性结节，子宫粘连、活动受限或伴有卵巢囊肿，B超可帮助诊断。

3.2.2 青春期功能失调性子宫出血病

年龄12~25岁之间，有不规则子宫出血，往往先有一段时间停经，然后突然大量出血，延续几个星期甚至更长时间，不易自止，亦可表现为断续出血，量时多时少。

3.2.3 更年期功能失调性子宫出血病

年龄45~55岁之间，无规律性子宫出血，大量出血用止血药后出血可减少，反复出血可伴发贫血，多伴有心慌、心悸、多汗烦躁等更年期症状。

3.2.4 多囊卵巢综合征

月经前后不定期，不育、多毛、肥胖。B超示卵巢增大，被膜增厚，可见多个滤泡。生化检查：血促黄体生长激素/促卵泡生长激素（LH/FSH）＞3，雌素1/雌素2（E1/E2）＞1。

4 辨证

4.1 痛经

4.1.1 气血虚弱证

经期或经后小腹隐痛喜按，月经量小，色淡质稀，神疲乏力，头晕心悸，失眠多梦，面色苍白。舌淡，苔薄，脉细弱。

4.1.2 气滞血瘀证

经前或经期小腹腹痛拒按，得热痛减，胸胁、乳房胀痛，经行不畅，经色紫暗有块，块下痛减。舌紫暗或有瘀点，脉弦或弦涩有力。

4.2 月经先期

4.2.1 血热证

月经提前，量多色深红或紫红，质黏而稠，心胸烦闷，面红口干，喜冷饮，尿黄便结。舌质红，苔黄，脉滑数或洪数。

4.2.2 气虚证

经行先期，量多色淡，质清稀，神疲肢软，心悸气短，或纳少便溏，或小腹空坠。舌淡，苔薄，脉弱无力。

4.3 月经后期

4.3.1 寒实证

经期延后，色暗量少，小腹冷痛，得热则减。或畏寒肢冷，面色苍白，舌质娇嫩。苔薄白，脉沉紧。

4.3.2 血虚证

经期延后，量少色淡，质清稀，头晕眼花或心悸少寐，面色苍白或萎黄。舌淡少苔，脉虚细。

4.4 月经先后不定期

4.4.1 脾肾虚弱证

经行或先或后，量少，色淡，质稀，头晕耳鸣，腰疲腿软，小便频数，或神倦乏力，纳呆食少。舌淡，苔薄，脉沉细或缓。

4.4.2 肝郁气滞证

经行或先或后，经量或多或少，色暗红，有血块，或经行不畅，胸胁、乳房、小腹胀痛，精神郁闷，时欲太息，嗳气食少。舌质正常，苔薄，脉弦。

5 治疗

5.1 治疗原则

以理筋、调曲、练功为主。

5.2 治疗方法

5.2.1 理筋疗法

5.2.1.1 药熨法

将活血化瘀、温经通络的中药打成粗粉，加酒、醋各半拌匀，加热后纱布包裹，在病变局部热熨致皮肤潮红。

5.2.1.2 针刺法

取患椎两旁夹脊穴，采用1.5～2寸毫针直刺达椎板，八髎穴刺入骶后孔内。根据寒热虚实不同，辅以肾俞、脾俞、腰阳关、血海、气海、关元、太冲、三阴交等穴位，并可配合艾灸疗法。也可配合电针治疗，每日1次，每次30分钟，10次一个疗程，休息1日，再行第二疗程。

5.2.1.3 推拿法

以足太阳膀胱经、督脉为主，采用推、搓法刺激两条经络穴位，患椎局部采用按、揉、压，分筋理筋，以达疏经活络之功。

5.2.1.4 拔罐法

局部僵硬者可行走罐或刺络拔罐。

5.2.1.5 小针刀松解法

对颈、腰曲变直和反弓的患者，可在椎旁行小针刀松解术。

5.2.2 正脊调曲疗法

5.2.2.1 正脊骨法

因本病多涉及颈、腰椎椎体排序紊乱，椎曲改变及骶髂关节错位等筋骨病变，可根据病情采取相应的正脊骨法。（正脊骨法具体操作方法及适应证、禁忌证、注意事项见附录A）

5.2.2.2 牵引调曲法

根据病情及X光摄片所示颈、腰曲的变化，行颈椎布兜牵引及应用四维整脊牵引床选择相应的牵引调曲法。（牵引调曲法具体操作方法及适应证、禁忌证、注意事项见附录A）

上述理筋、调曲法每日1次，10次一疗程，休息1日后第二疗程。

5.2.3 分证论治

5.2.3.1 痛经

5.2.3.1.1 气血虚弱证

治法：补气养血，和中止痛。

主方：黄芪建中汤（《金匮要略》）加减。

5.2.3.1.2 气滞血瘀证

治法：行气活血，驱寒止痛。

主方：膈下逐瘀汤（《医林改错》）或温经汤（《金匮要略》）加减。

5.2.3.2 月经先期

5.2.3.2.1 血热证

治法：清热降火，凉血调经。

主方：清经散（《傅青主女科》）加减。

5.2.3.2.2 气虚证

治法：补脾益气，固冲调经。

主方：补中益气汤（《脾胃论》）加减。

5.2.3.3 月经后期

5.2.3.3.1 寒实证

治法：温经散寒，活血调经。

主方：温经汤（《妇人大全良方》）加减。

5.2.3.3.2 血虚证

治法：补血养营，益气调经。

主方：人参养荣汤（《太平惠民和剂局方》）加减。

5.2.3.4 月经先后不定期

5.2.3.4.1 脾肾虚弱证

治法：补肾健脾，养血调经。

主方：固阴煎（《景岳全书》）加减或归脾汤（《校注妇人良方》）加减。

5.2.3.4.2　肝郁气滞证

治法：疏肝解郁，和血调经。

主方：逍遥散（《太平惠民和剂局方》）加减。

5.2.4　练功疗法

根据病变部位选用"健脊强身十八式"中的第二式、第四式、第六式、第十式、第十二式、第十四式、第十六式等练功方法。（图示见附录B）

5.3　注意事项

5.3.1　一般2疗程显效，临床疗效观察2～6疗程，无效转妇科治疗。

5.3.2　治疗前需详细了解患者病情，仔细阅读X光或CT摄片。特别是对高位颈椎有病变及腰椎峡部裂的患者，椎弓峡部不连不宜侧扳法；颈椎上段病变不宜坐位牵引；月经期不宜做手法治疗及针刀治疗。

5.3.3　药敷时温度以患者适应为宜，不能过烫，避免烫伤；所用药物尽量选择对皮肤刺激小的，敷后如局部皮肤有红点、出现过敏反应者，需停用本法。

脊源性髋膝痛

1 范围

本《指南》规定了脊源性髋膝痛的诊断、治疗。

本《指南》适用于脊源性髋膝痛的诊断与治疗。

2 术语和定义

下列术语和定义适用于本《指南》。

脊源性髋膝痛 spinogenic osteoarthritis of the lower limbs

脊源性髋膝痛是因脊柱骨关节紊乱、应力失衡导致一侧髋膝部疼痛为主的病症。

脊源性髋膝痛，属中医"腰胯痛"、"髀枢痹"、"膝痛"、"痹证"的范畴。

3 诊断

3.1 诊断要点

3.1.1 病史

有慢性脊柱损伤病史，腰椎侧弯、骨盆倾斜病史。

3.1.2 临床表现

3.1.2.1 症状

开始有腰部疼痛，活动功能受限。后患侧腹股沟部、大腿内侧、髋关节疼痛、不适。膝周疼痛，怕冷，无力感。部分闭孔神经病变患者伸髋时可出现疼痛加重，故呈屈曲状，伸直受限。

3.1.2.2 体征

腰背部肌肉紧张，腰1~3节段棘突和椎旁可有明显压痛，可触及棘突偏歪，韧带增厚或剥离。髋膝周围软组织可有压痛，或压痛点不确切。如因脊柱病损引起闭孔神经病变，则闭孔上缘中点处可有明显压痛。内收肌痉挛，分髋试验阳性，膝关节有时可有轻度肿胀。

3.1.2.3 影像学检查

3.1.2.3.1 X线检查

腰椎正侧位片可有侧弯，椎曲改变及小关节紊乱。骨盆X线摄片可见旋转、倾斜。髋关节X线摄片无明显异常；中老年患者膝关节可有髌骨软骨钙化，但关节腔基本正常。

3.1.2.3.2 CT检查

未见腰椎间盘突出。

3.2 鉴别诊断

3.2.1 臀部皮神经卡压征

该病以臀部疼痛为主，并在臀上皮神经入臀点有明显压痛。一般无腰痛。

3.2.2 股骨头坏死

髋关节僵硬并活动受限。X线摄片可见股骨头骨纹理细小或中断，股骨头囊变、硬化、扁平或塌陷。

3.2.3 髋关节骨性关节炎

X线摄片示可见股骨头和髋臼骨边缘骨赘，髋关节外侧呈狭窄现象。

3.2.4 膝关节骨性关节炎

X线摄片示可见膝关节骨质增生，关节间隙变窄。

4 辨证

4.1 血瘀证

腰髋膝疼痛如刺，痛有定处，日轻夜重，俯仰不便。舌质紫暗或有瘀斑，脉沉涩。

4.2 寒湿证

腰膝冷痛，肢冷无力，按有定处，遇寒痛剧，得热痛减，溲溺清长。舌质淡，苔薄或白腻，脉沉紧。

4.3 肝肾亏虚证

腰髋膝疼痛无力，休息则不痛，久行、久站即痛，二便正常。舌淡苔白，脉弦细。

5 治疗

5.1 治疗原则

理筋，调曲，练功。

5.2 治疗方法

5.2.1 理筋疗法

5.2.1.1 药敷法

腰及疼痛的髋膝处采用活血化瘀、温经通络的中药，将其打成粗粉，加酒、醋各半拌匀，加热后纱布包裹，在病变局部热熨致皮肤潮红。

5.2.1.2 针刺法

取腰椎华佗夹脊穴，髋痛者针足五里、气街（外）；膝痛者针双膝眼、阴陵泉，可配合电针治疗，每日1次，每次30分钟，10次一个疗程，休息1日，再行第二疗程。

5.2.1.3 针刀松解法

关节局部粘连，可选用针刀松解，但勿伤韧带及关节软骨。

5.2.2 正脊调曲疗法

5.2.2.1 正脊骨法

行腰椎旋转法纠正椎体旋转及侧弯。（正脊骨法具体操作方法及适应证、禁忌证、注意事项见附录A）

5.2.2.2 牵引调曲法

5.2.2.2.1 关节牵引

如关节腔变窄者，配合下肢关节牵引，重量为4~6kg。

5.2.2.2.2 根据腰椎曲度异常情况，可应用四维整脊牵引床辨证行二维调曲法或四维调曲法治疗。（牵引调曲法具体操作方法及适应证、禁忌证、注意事项见附录A）

上述理筋、调曲法每日1次，10次一疗程，休息1日，再行第二疗程。

5.2.3 药物疗法

5.2.3.1 分证论治法

5.2.3.1.1 血瘀证

治法：活血化瘀，理气止痛。

主方：身痛逐瘀汤（《医林改错》）加减。

5.2.3.1.2 寒湿证

治法：温经散寒，祛湿止痛。

主方：乌头汤（《金匮要略》）加减。

5.2.3.1.3 肝肾亏虚证

治法：补肝肾，强筋骨。

主方：舒筋保安汤（《普济方》）加减。

5.2.3.2 中成药

可选用活血化瘀、舒筋活络作用的中成药口服，如腰痛宁胶囊、仙灵骨葆胶囊。或选用局部敷贴活血止痛类膏药。

5.2.4 练功疗法

常用的练功疗法有"健脊强身十八式"中的第十三式、第十四式和第十五。（图示见附录 B）

5.3 注意事项

5.3.1 一般 1 疗程显效，2 疗程复查 X 线摄片观察腰曲情况，临床疗效观察 2 ~6 疗程。

5.3.2 调腰曲同时配合病变之髋或膝局部治疗。

5.3.3 药敷时温度以患者适应为宜，不能过烫，避免烫伤；所用药物尽量选择对皮肤刺激小的，敷后如局部皮肤有红点、出现过敏反应者，需停用本法。

骶髂关节致密性骨炎

1 范围

本《指南》规定了骶髂关节致密性骨炎的诊断、治疗。

本《指南》适用于骶髂关节致密性骨炎的诊断和治疗。

2 术语和定义

下列术语和定义适用于本《指南》。

骶髂关节致密性骨炎 condensed sacroiliac osteoarthritis

髂骨致密性骨炎是髂骨硬化导致局部疼痛的疾病。

骶髂关节致密性骨炎属于中医"骨痹"的范畴。

3 诊断

3.1 诊断要点

3.1.1 病史

本病多见于中年女性，以妊娠后期、尤其分娩后为多见，亦可见于尿路或女性附件慢性感染后，或盆腔内其他感染。此外，臀骶部的外伤亦可诱发或引起本病。

3.1.2 临床表现

3.1.2.1 症状

骶髂部疼痛，80%为一侧性，尤以步行、站立及负重为剧，但多可忍受。

3.1.2.2 体征

骶髂关节部叩痛及压痛。骨盆分离挤压试验、"4"字试验及盖氏试验阳性。

3.1.2.3 影像学检查

3.1.2.3.1 X线检查

X线摄片早期无变化，后期显示髂骨面骨质硬化，但无骨质破坏。邻近骶髂关节的髂骨硬化改变，常累及关节远侧 1/2 区域，一般不侵犯骶骨侧。

3.1.2.3.2 CT检查

CT检查主要表现为邻近骶髂关节的髂骨致密硬化，一般不侵犯骶骨侧。

3.2 鉴别诊断

3.2.1 低毒性葡萄球菌性骶髂关节炎

可发生在骶髂关节，并可引起骨质硬化现象，但它可破坏关节，造成关节面不齐及关节间隙增宽，另外该病感染期症状重，并有急性发作期，为不同于髂骨致密性骨炎者。

3.2.2 强直性脊柱炎

早期症状与本病类似，骶髂关节间隙往往融合或明显狭窄，伴有局限性骨质疏松，活动期血沉加快、HLA－B27 阳性。

3.2.3 骶髂关节结核

发病部位并不局限于骶髂关节的中、下 2/3 部位，且有渐进性破坏趋势，很少出现均匀的骨质硬化，关节因受破坏边缘模糊、不规则。另尚有结核病史，甚至脓肿及窦道形成等。

3.2.4 臀部皮神经卡压征

臀部及下肢疼痛、麻木，臀部神经卡压点可触及结节及条索状物。

4 辨证

4.1 产后血虚证

因产时失血过多，筋脉、关节失去濡养，症见头晕心悸，下腰酸痛。舌质淡红，少苔，脉细无力。

4.2 气血阻滞证

孕妇因骨盆受压，气血运行不畅，骨质失去濡养，故见性情急躁，下腰部疼痛。舌质紫暗有瘀斑，脉涩。

4.3 外感风寒证

因产后气血俱虚，腠理不密，营养失调，易感风寒，流滞经络关节，故产后下腰痛。舌质淡，苔薄白，脉细缓。

5 治疗

5.1 治疗原则

以理筋、练功为主。

5.2 治疗方法

5.2.1 理筋疗法

5.2.1.1 药熨或熏蒸法

运用活血养肝、补肾通络的药物水煎后在骶臀部进行药熨或熏洗，以舒筋通络止痛。每日操作1～2次，每次15～30分钟。

5.2.1.2 针刺法

临床可根据情况选取以下穴位，如阿是穴（局部痛点）、秩边、肾俞、关元俞、气海俞、大肠俞、委中、承山等穴，也可根据疼痛部位选取邻近相应穴位。并依照疼痛的性质及患者体质强弱选用相应的补泻手法和强弱刺激量，必要时可采用电针以加强针麻和镇痛效果。每日操作1次，每次15～30分钟。

5.2.1.3 推拿法

在骶臀部可用揉法、滚法、点按法、拍打等手法，以通络止痛、缓解痉挛。每日操作1次，每次15～30分钟。

5.2.1.4 理疗法

可采用红外线、蜡疗、超短波等。每日操作1次，每次15～30分钟。

5.2.2 药物疗法

5.2.2.1 分证论治

5.2.2.1.1 产后血虚证

治法：补气养血。

主方：八珍汤（《正体类要》）加减。

5.2.2.1.2 气血阻滞证

治法：行气活血。

主方：补阳还五汤（《医林改错》）加减。

5.2.2.1.3 外感风寒证

治法：祛风散寒。

主方：黄芪桂枝五物汤（《金匮要略》）加减。

5.2.2.2 中成药

可选用具有舒筋活络、调补肝肾作用中成药，如腰痛宁胶囊、仙灵骨葆胶囊；或局部敷贴活血止痛类膏药。

5.2.3 封闭疗法

可采用骶棘肌骶髂附着区封闭、骶髂关节封闭或仅作痛点封闭。

5.2.4 练功疗法

可选用"健脊强身十八式"中的第十二式、第十三式、第十四式、第十五式、第十七式、第十八式进行功能锻炼。(图示见附录 B)

5.3 注意事项

药敷时温度以患者适应为宜，不能过烫，避免烫伤；所用药物尽量选择对皮肤刺激小的，敷后如局部皮肤有红点、出现过敏反应者，需停用本法。

_____

强直性脊柱炎椎曲异常症

1　范围

本《指南》规定了强直性脊柱炎椎曲异常症的诊断、治疗。

本《指南》适用于强直性脊柱炎椎曲异常症的诊断和治疗。

2　术语和定义

下列术语和定义适用于本《指南》。

强直性脊柱炎椎曲异常症 spinal deformity of ankylosing spondylosis

强直性脊柱炎椎曲异常症是指强直性脊柱炎导致腰曲、胸曲和颈曲异常的疾病。

强直性脊柱炎椎曲异常症属中医"痹证"范畴，有"骨痹"、"肾痹"、"腰痹"、"竹节风"、"龟背风"等名。

3　诊断

3.1　诊断要点

3.1.1　病史

在青年时期有腰背痛、僵硬，活动受限病史。以男性多发。

3.1.2　临床表现

3.1.2.1　症状

多发于18～25岁男青年，本病初期发病症状常见下腰段、臀、髋部疼痛和活动不便（腰僵），一般畸形持续数月即缓解消失。以后病变进展，疼痛和腰僵均变为持续性，卧床休息后不能缓解，疼痛的性质变为深部钝痛、刺痛、酸痛或兼有疲劳感。数年之后，疼痛和脊柱活动受限逐渐上行扩展到胸和颈椎，只有少部分呈下行性发展。此时，患者可出现胸痛、胸部呼吸运动减弱，甚至消失。患者为减轻疼痛采取脊柱前屈的姿势，日久脊柱发生驼背畸形。

少数较小的患者始发症状为单侧或双侧膝及踝关节肿痛，也有呈急剧发病，有体温高及全身症状，也有患者经常患有复发性虹膜炎引起复发性眼痛和视力减退。

3.1.2.2　体征

常见体征有脊柱僵硬、驼背畸形和姿势改变；胸廓呼吸运动减少；骶髂关节活动受限；周围受累关节出现相应体征；肌腱附着点病变体征。

3.1.2.3　影像学检查

3.1.2.3.1　X线检查

1966年制定的AS纽约诊断标准对骶髂关节X线检查作了如下分期：0级：正常骶髂关节；Ⅰ级：可以或极轻微的骶髂关节炎；Ⅱ级：轻度骶髂关节炎，局限性的侵蚀、硬化，关节边缘模糊，但关节间隙无改变；Ⅲ级：中度或进展性骶髂关节炎，伴有以下一项或以上变化：近关节区硬化、关节间隙变窄或增宽、骨质破坏或部分强直；Ⅳ级：严重异常，骶髂关节强直、融合，伴或不伴硬化。

3.1.2.3.1.1　骶髂关节改变

本病早期骶髂关节的X线摄片改变与腰椎同样具有特点，骶髂关节可有三期改变。早期可见关节边缘模糊，并稍致密，关节间隙加宽。中期可见关节间隙狭窄，关节边缘骨质腐蚀与致密增生交错，呈锯齿状。晚期可见关节间隙消失，骨小梁通过，呈骨性融合。

3.1.2.3.1.2　脊柱改变

早期X线摄片仅可以看到腰椎曲度变直，胸椎后凸加大，椎体无实质性变化，病变发展到中、晚期可见到韧带骨赘（即椎间盘纤维环骨化）的形成，甚至呈竹节状脊柱融合；方形椎；普遍骨质疏松；关节突关节的腐蚀、狭窄，骨性强直；椎旁韧带骨化，以黄韧带、棘间韧带和椎间纤维环的骨化最常见（晚期呈"竹节样柱"）；脊柱畸形，包括腰椎和颈椎前凸消失或后凸；胸椎生理性后凸加大，驼背畸形多发生在腰段和上胸段；椎间盘、椎弓和椎体的疲劳性骨折和寰枢椎半脱位。

3.1.2.3.1.3 髋膝关节改变

髋关节受累常为双侧，早期可见骨质疏松，闭孔缩小和关节囊膨胀；中期可见关节间隙狭窄，关节边缘囊性改变或髋臼外缘和股骨头边缘骨质增生（韧带骨赘）；晚期见关节间隙消失，骨小梁通过，关节呈骨性强直。

3.1.2.3.1.4 肌腱附着点的改变

多为双侧性，早期骨质浸润致密和表面腐蚀，晚期可见韧带骨赘形成（骨质疏松、边缘不整）。

3.1.2.3.2 MRI 检查

MRI 检查能发现急性骶髂关节炎、脊椎炎和椎间盘炎，甚至能发现急性肌腱端、骨和滑膜的炎症。能早期及精确地发现软骨和肌腱端的损害。

3.1.2.4 辅助检查

参见《中医内科常见病诊疗指南》"强直性脊柱炎"。

3.1.3 诊断分期

3.1.3.1 不典型症状期（早期脊柱畸形可逆期）

本病初期发病症状常以下腰段、臀、髋部疼痛和活动不便（腰部平直僵硬）为主，阴天、劳累及感冒后加重，休息或遇热减轻。本期经正规的治疗畸形完全可以缓解。

3.1.3.2 典型炎性症状期（中期纤维强直期）

病变进展，疼痛和腰僵均变为持续性，卧床休息后不能缓解，疼痛的性质变为深部钝痛、刺痛、酸痛或兼有疲劳感，以后疼痛和脊柱活动受限逐渐上行扩展到胸和颈椎，此期症状典型外观畸形不明显，但是 X 线摄片除椎曲异常外还可以看到椎体的变化。此期治疗畸形可缓解。

3.1.3.3 躯体畸形期（晚期骨性强直期）

脊柱、髋、膝等关节发生畸形强直，影响其他脏器功能，保守治疗可以改善临床症状及驼背畸形。

3.2 鉴别诊断

3.2.1 骶髂关节的其他炎症

如骶髂关节结核、骶髂关节化脓性关节炎，这两种病变影像学检查可有骨破坏，患者有发热症状，致密性骶髂关节炎的鉴别参考本《指南》。

3.2.2 脊柱的其他炎症

如脊柱结核、脊柱化脓性骨髓炎、布氏杆菌性脊柱炎、伤寒性脊柱炎，这几种病变影像学均可出现骨破坏。

3.2.3 脊柱的其他疾病

如腰椎间盘突出症、退行性腰椎管狭窄症、特异性青少年脊柱侧弯症，其鉴别方法参考本《指南》对该病的诊断。

3.2.4 合并脊柱炎和骶髂关节炎的其他疾病

如牛皮癣、瑞特（Reiter）病、溃疡性结肠炎、克罗恩病等。

3.2.5 类风湿性关节炎。

仅局限于骶髂关节或四肢关节，不波及脊柱骨关节。

4 辨证

参见《中医内科常见病诊疗指南》"强直性脊柱炎"。

5 治疗

5.1 治疗原则

本病属于强直性脊柱炎早、中、晚期出现的脊柱畸形改变，早期通过综合治疗可以缓解病情，消除或减轻畸形。虽然晚期无根治方法，但及时、积极和妥善的治疗，再加上患者的主动配合，可以达到稳定病情、减轻疼痛、缩短疗程、减少病残和改善功能的目的。

5.2 治疗方法

5.2.1 理筋疗法

5.2.1.1 药熨法及药物熏蒸法

将活血化瘀、温经通络的中药打成粗粉，加酒、醋各半拌匀，加热后纱布包裹，在病变的颈背、胸、腰局部热熨致皮肤潮红。或将活血化瘀、温经通络的中药打成粗粉，和酒、醋各半后，加热熏蒸。

5.2.1.2 针刺法

多选用脊柱两侧相关穴位，如大椎、身柱、脊中、肾俞、腰俞、腰阳关等穴，合并坐骨神经疼痛者选用环跳、坐骨穴、委中、承山等穴。每次选4~5个穴位，每日1次。

5.2.1.3 推拿法

对病变部位行推、拿、按、摸、搓等手法，以放松肌肉。

5.2.2 正脊调曲疗法

5.2.2.1 正脊骨法

30岁以下年轻患者，骨质疏松不明显者，可选用按脊松枢法。（正脊骨法具体操作方法及适应证、禁忌证、注意事项见附录A）

5.2.2.2 牵引调曲法

当椎曲异常未发展到骨性强直时，应用四维整脊牵引床辨证行一维调曲法、四维调曲法。（牵引调曲法具体操作方法及适应证、禁忌证、注意事项见附录A）

上述理筋、调曲疗法每日1次，10次一疗程，休息1日，再行第二疗程。

5.2.3 药物疗法

5.2.3.1 分证论治

参见《中医内科常见病诊疗指南》"强直性脊柱炎"。

5.2.3.2 中成药

可选用活血化瘀、舒筋活络作用的中成药，如腰痛宁胶囊、仙灵骨葆胶囊；也可局部敷贴活血止痛类膏药。

5.2.4 练功疗法

采用"健脊强身十八式"中的第六式、第七式、第八式、第十式、第十八式进行功能锻炼。（图示见附录B）

5.3 注意事项

5.3.1 一般2疗程显效，复查X线摄片观察恢复程度。临床疗效观察为4~6疗程，自主练功是康复的主要方法。

5.3.2 推拿法宜轻柔和缓，不可粗暴，以防骨折。

5.3.3 牵引调曲法只适用于未发展到骨性强直者。

5.3.4 本病不宜用正脊骨法中的旋转法及侧扳法。

5.3.5 药敷时温度以患者适应为宜，不能过烫，避免烫伤；所用药物尽量选择对皮肤刺激小的，敷后如局部皮肤有红点、出现过敏反应者，需停用本法。

青少年特发性脊柱侧弯症

1 范围

本《指南》规定了青少年特发性脊柱侧弯症的诊断、治疗。

本《指南》适用于青少年特发性脊柱侧弯症的诊断和治疗。

2 术语和定义

下列术语和定义适用于本《指南》。

青少年特发性脊柱侧弯症 adolescent idiopathic scoliosis

青少年特发性脊柱侧弯症是指年龄在 7 岁以后，出现脊柱的一个或数个节段在冠状面上向一方旋转侧弯，并随年龄增长弯曲增大至发育成熟，而无任何先天性脊柱骨结构异常者。

青少年特发性脊柱侧弯症有文献称"青少年特发性脊柱侧凸症"，属中医"小儿龟背"范畴。

3 诊断

3.1 诊断要点

3.1.1 病史

该病多发于女性，男女比例为 1 ：4 左右，常见于 7～14 岁青少年。

3.1.2 临床表现

3.1.2.1 症状

轻度的脊柱侧弯患者可以毫无症状，特别好发于青春期少女，胸背不易裸露，畸形常被忽略。多数是体检或换衣服时被发现，重度的脊柱侧弯患者有腰背疼痛、易疲劳、运动后气短、呼吸困难、胸闷、心悸、下肢麻木等症状。

3.1.2.2 体征

患者脊柱呈侧弯畸形（棘突连线偏离中轴线）；脊柱两侧肌肉不对称；凹侧皮温异常；两肩、两肩胛、两侧髂嵴不等高，严重者可现驼背畸形；Adam 前屈试验阳性。

3.1.2.3 影像学检查

3.1.2.3.1 X 线检查

脊柱正立位可见部分棘突偏离正中线，脊柱向一侧或两侧弯，部分椎间隙左右不等，椎体倾斜，椎体两侧不等高，可用 Cobb 法测量其具体侧弯角度。侧位摄片可见颈、胸、腰生理曲度异常。

Cobb 法测量：在正位 X 线摄片上，先确定侧凸的上终椎及下终椎（在主弯上、下两端其上、下终板线向凹侧倾斜度最大者，主弯上端者为上终椎，主弯下端者为下终椎）。在上终椎椎体上缘及下终椎椎体下缘各划一平线，对此两横线各作一垂直线，这两条垂线的交角即为 Cobb 角，用量角器可测出其具体度数。如果终椎上、下缘不清者，可取其椎弓根上下缘的连线，然后取其垂线的交角即为 Cobb 角。Cobb 法常用，几乎为国际所统一。

3.1.2.3.2 脊柱 CT 三维立体重建

可清楚发现骨发育异常。

3.1.2.4 辅助检查

包括测身高、体重、双臂外展位双中指尖间距等有关项目。被检查者裸露整个腰背部，自然站立，双足与双肩等宽、双目平视，手臂自然下垂，掌心向内。检查者站在其正后方，观察被检查者双肩是否对称，两侧髂嵴是否等高，棘突连线是否偏离中轴。五项中如有一项以上不正常列为躯干不对称。

3.1.3 诊断分型

按照侧弯主曲线顶点的解剖位置，结合临床，将青少年特发性脊柱侧弯症分为以下三种类型。

3.1.3.1 Ⅰ型

胸椎单弧形，主弧由胸椎组成，腰椎侧弯不明显。侧弯程度及预后有很大不同，弧度可发展到很严重，由于椎体旋转使胸椎后凸变平，肋骨后隆，而使肺功能下降，出现胸闷、气短等相应症状。肋骨后隆起的程度不一定与侧弯角度相称。

3.1.3.2 Ⅱ型

腰椎单弧形，主弧由腰椎组成，胸椎侧弯不明显。在青少年特发性脊柱侧弯中很少超过60°，但会引起上半身向侧方倾斜。

3.1.3.3 Ⅲ型

胸腰椎双弧形，胸椎弧顶点在胸7节段，并突向右侧，腰椎弧顶点在腰1～2节段，胸腰椎侧弯同时发生，弯度也大体相同。胸腰椎弧度交界处的移行椎体无旋转畸形。在青少年时期侧弯有发展趋势。

3.2 鉴别诊断

3.2.1 继发性脊柱侧弯症

因骨盆倾斜或椎间盘突出、椎间盘炎、骨肿瘤、骨结核、癔症、代谢性骨病、感染性骨病、外伤等其他疾病刺激引起脊柱继发性侧弯，这种脊柱侧弯均能找到原发疾病，按原发疾病治疗，侧弯可改善或消失。

3.2.2 先天性脊柱侧弯

因先天性骨或脊髓畸形导致的脊柱侧弯，此类侧弯自出生就出现，而且无有效治疗方法。

4 辨证

4.1 肾气不足证

脊柱侧弯畸形，平时神疲乏力，气短、易劳累。舌质淡红，苔薄白，脉细弱。

4.2 肾阳亏虚证

脊柱呈侧弯畸形，坐久后腰部隐隐作痛，酸软无力，肢冷，喜暖。舌质淡，脉沉无力。

4.3 脾肾阳虚证

脊柱呈侧弯畸形，坐久后腰部隐隐作痛，酸软无力，肢冷，喜暖，纳差，倦怠懒言，气短乏力，大便稀溏。舌质淡红，舌体胖大，脉沉无力。

5 治疗

5.1 治疗原则

以理筋、调曲、练功为主。

5.2 治疗方法

5.2.1 理筋疗法

5.2.1.1 药熨或熏蒸法

应用疏风散寒、通络药物，水煎后熨烫萎缩侧肌肉或用药物蒸气熏蒸萎缩侧肌肉，以促进萎缩肌肉恢复，每次30分钟。

5.2.1.2 针刺法

取脊柱凹侧华佗夹脊穴为主，以改善肌肉功能，每次30分钟。

5.2.1.3 推拿、捏脊法

沿脊柱两旁自腰骶开始捏拿皮肤和肌肉，捏脊松筋，以强健脾胃，配合肌肉萎缩侧擦、拿、揉、拍打等推拿按摩手法，以恢复肌力平衡。

5.2.2 正骨调曲疗法

5.2.2.1 正脊骨法

坐位行胸腰旋转法、腰椎旋转法及过伸提胸法，纠正椎体旋转，进而改善侧弯。（正脊骨法具体操作方法及适应证、禁忌证、注意事项见附录A）

5.2.2.2 牵引调曲法

根据患者侧弯类型，应用四维整脊牵引床辨证行四维调曲法治疗，以调整椎体旋转、侧弯，恢复脊柱生理曲度。（牵引调曲法具体操作方法及适应证、禁忌证、注意事项见附录A）

上述理筋、调曲疗法每日1次，10次一疗程，休息1日，再行第二疗程。

5.2.3 药物疗法

5.2.3.1 分证论治

5.2.3.1.1 肾气不足证

治法：益气补肾。

主方：补骨脂丸（《普济本事方》）加减。

5.2.3.1.2 肾阳亏虚证

治法：补肾壮阳。

主方：右归丸（《景岳全书》）加减。也可选用中成药仙灵骨葆胶囊口服。

5.2.3.1.3 脾肾阳虚证

治法：温补脾肾。

主方：右归丸（《景岳全书》）合附子理中丸（《伤寒论》）加减。

5.2.3.2 其他药物疗法

可配合改善骨代谢及内分泌药物。

5.2.4 练功疗法

选用"健脊强身十八式"中的第六式、第十四式及第十五式进行功能锻炼，加强腰背肌及腰大肌功能，以增强其活力和韧性，维护脊柱内外平衡。

5.3 注意事项

5.3.1 一般2疗程显效，临床疗效观察为4～6疗程。

5.3.2 本症年龄越小，恢复越好，18岁以上整脊治疗困难。

5.3.3 药熨、针灸、推拿均以肌肉萎缩侧为主。

5.3.4 正脊骨法以旋转法为主，切忌暴力。

5.3.5 药敷时温度以患者适应为宜，不能过烫，避免烫伤；所用药物尽量选择对皮肤刺激小的，敷后如局部皮肤有红点、出现过敏反应者，需停用本法。

脊椎骨骺软骨病（舒尔曼病）

1 范围

本《指南》规定了脊椎骨骺软骨病（舒尔曼病）的诊断、治疗。

本《指南》适用于脊椎骨骺软骨病（舒尔曼病）的诊断和治疗。

2 术语和定义

下列术语和定义适用于本《指南》。

脊椎骨骺软骨病（舒尔曼病）vertebral epiphyseal osteomalacia（scheuermann's disease）

脊椎骨骺软骨病是指因青少年脊椎骨骺软骨发育不良所致脊柱驼背畸形的一种慢性骨病。

脊椎骨骺软骨病（舒尔曼病）又称休门病。除中医"驼背"的范畴。

3 诊断

3.1 诊断要点

3.1.1 病史

自幼年缓慢发病，在成长过程中或有外伤，或有持续劳损。本病多发于16~25岁青少年。

3.1.2 临床表现

3.1.2.1 症状

表现为背部疼痛，胸椎生理曲度增大，呈"圆形"驼背，往往因驼背或胸背痛而来诊

3.1.2.2 体征

腰背压痛、屈伸僵硬，脊柱胸段的脊骨向前弯曲增大，逐渐出现圆形驼背。后凸部位有压痛，并伴有骶棘肌痉挛。

3.1.2.3 影像学检查

X线检查：胸椎的前上缘有压迹或形成缺损，前缘有形同骨"碎片"的Schmerl结节，出现楔形变，形成椎间隙变窄和后凸畸形。

3.1.2.4 实验室检查

检查血沉和类风湿因子排除风湿、类风湿，有必要检查HLA–B27抗原，排除强直性脊柱炎。

3.1.3 诊断分型

3.1.3.1 轻型

胸背酸软，轻微疼痛，时作时止，略有胸背发僵，胸背后凸在50°~60°间。

3.1.3.2 中型

胸背酸痛，时常发作，痛可忍，胸背后凸在60°~70°间。

3.1.3.3 重型

胸背疼痛，持续发作，胸背僵硬，活动受限，胸背后凸在70°以上。

3.2 鉴别诊断

3.2.1 强直性脊柱炎

有脊椎的韧带钙化，竹节样改变，骶髂关节间隙模糊或消失，90%以上的患者组织相容性抗原HLA–B27阳性。

3.2.2 脊柱结核

椎体软骨面有虫蚀样骨破坏，可见有寒性脓肿，破溃后形成窦道。

3.2.3 胸椎间盘突出症

腰腿痛明显，直腿抬高试验阳性。

4 辨证

4.1 肝肾虚损证

腰背疼痛，酸软乏力，面色无华，形消。舌质淡，苔白，脉虚滑。

4.2 气滞血瘀证

腰背疼痛，胸背肌痉挛，局部压痛。舌质暗，少苔，脉弦。

5 治疗

5.1 治疗原则

以理筋、调曲、练功为主，改善驼背畸形。

5.2 治疗方法

5.2.1 理筋疗法

5.2.1.1 药熨法

将活血化瘀、温经通络的中药打成粗粉，加酒、醋各半拌匀，加热后纱布包裹，于胸背部热熨致皮肤潮红，每次30分钟。

5.2.1.2 针刺法

取病椎局部华佗夹脊穴，加电针，每次30分钟。

5.2.1.3 推拿法

运用推、拿、按、摩、擦、拍等手法，对胸背肌和骶棘肌行推拿，每次为15～20分钟，以舒筋活络。

5.2.2 正脊调曲疗法

牵引调曲法：胸椎后凸，可应用四维整脊牵引床行四维调曲法治疗。（牵引调曲法具体操作方法及适应证、禁忌证、注意事项见附录A）

上述理筋、调曲疗法每日1次，10次一疗程，休息1日再行第二疗程。

5.2.3 药物疗法

5.2.3.1 分证论治

5.2.3.1.1 肝肾虚损证

治法：滋补肝肾，强筋壮骨。

主方：六味地黄丸（《小儿药证直诀》）加味。

5.2.3.1.2 气滞血瘀证

治法：活血化瘀，行气止痛。

主方：活络效灵丹（《医学衷中参西录》）加味。

5.2.3.2 中成药

可选用具有舒筋活络作用中成药，如仙灵骨葆胶囊、腰痛宁胶囊，也可局部敷贴活血止痛类膏药。

5.2.4 练功疗法

做腰背肌锻炼，以扩胸运动和俯卧撑为主。

5.3 注意事项

5.3.1 一般1疗程有效，临床疗效观察2～4疗程。

5.3.2 该病骨骺不愈合是终身的，出现症状对症治疗即可。

5.3.3 药敷时温度以患者适应为宜，不能过烫，避免烫伤；所用药物尽量选择对皮肤刺激小的，敷后如局部皮肤有红点、出现过敏反应者，需停用本法。

―――――――――――

骨质疏松脊椎并发症

1 范围

本《指南》规定了骨质疏松脊椎并发症的诊断、治疗。

本《指南》适用于骨质疏松脊椎并发症的诊断和治疗。

本《指南》所指是骨质疏松脊椎并发症包含脊椎压缩骨折或脊椎椎管狭窄症。

2 术语和定义

下列术语和定义适用于本《指南》。

骨质疏松脊椎并发症 vertebral osteoporosis

骨质疏松脊椎并发症是指以脊椎各骨骨量减少，骨质有机成分生成不足和各椎骨骨组织微结构破坏为特征，导致脊椎骨骼脆性增加，易发生脊椎骨折或相应节段的椎管狭窄的脊椎骨性疾病。

骨质疏松脊椎并发症属于中医的"痹证"、"痿证"范畴。

3 诊断

3.1 诊断要点

3.1.1 病史

多见于长期卧床不起的患者；或更年期前后的妇女；无明显外伤史。

3.1.2 临床表现

3.1.2.1 症状

参照《中医内科常见病诊疗指南》"骨质疏松症"。

3.1.2.1.1 合并有脊椎压缩骨折

常见胸腰椎压缩性骨折，产生急性疼痛，疼痛沿脊柱向两侧扩散，仰卧或坐位时疼痛减轻，直立时后伸，或久立、久坐时疼痛加剧，日间疼痛轻，夜间和清晨醒来时加重，弯腰、肌肉运动、咳嗽、大便用力时加重。

3.1.2.1.2 合并有脊椎椎管狭窄症

可见持续性下腰痛和腿痛，或四肢放射痛、间歇性跛行，双下肢感觉运动障碍、肋间神经痛、胸骨后疼痛类似心绞痛，胸腹有束紧感或束带感，足底感觉异常，也可出现上腹痛，类似急腹症；或可影响膀胱、直肠功能。

3.1.2.2 体征

参照《中医内科常见病诊疗指南》"骨质疏松症"。

3.1.2.2.1 合并有脊椎压缩骨折

脊椎压缩相应部位的棘突可有压痛、叩击痛，日久脊椎压缩变形，脊椎前倾，身长缩短，背曲加剧，形成驼背。

3.1.2.2.2 合并有脊椎椎管狭窄症

未造成脊椎管持续性压迫时多数无明显症状。做长时间直立后伸试验时可见下肢麻木、酸痛感。或伴有马鞍区感觉减退、排便或排尿功能障碍，下肢感觉与肌力减退。

3.1.2.3 影像学检查

3.1.2.3.1 X线摄片

常规以胸8～腰3节段为中心行X线侧位摄片检查，可将椎体骨质疏松变化分为Ⅲ度。即：

Ⅰ度（轻度）为骨密度轻度降低，骨小梁变细，横行骨小梁减少，纵向骨小梁变得明显。

Ⅱ度（中度）椎体骨密度进一步降低，横向骨小梁明显减少，纵向骨小梁变得稀疏、粗糙。

Ⅲ度（重度）骨密度显著降低，横向骨小梁几乎消失，纵向骨小梁不明显，整体呈模糊感。

合并有脊椎压缩骨折者，正位片可见椎体旋转、侧弯，侧位片可见双凹状（元宝状）或双鱼尾征压缩，呈多个跳跃性出现。

合并有脊椎椎管狭窄症者，正位片可见旋转、侧弯，侧位见椎曲变小或加大。

3.1.2.3.2 CT 检查

CT 横段层扫描可显示病变椎体相应节段椎管腔径变小、狭窄。

3.1.2.3.3 MRI 检查

能从骨组织周围软组织及骨髓中大量脂肪和水质反映出病变椎体形态和相应节段椎管腔径变小、狭窄。

3.1.2.4 双能 X 线吸收法（DEXA）

参照《中医内科常见病诊疗指南》"骨质疏松症"。

3.1.2.5 实验室检查

参照《中医内科常见病诊疗指南》"骨质疏松症"。

3.1.3 诊断分型

参照《中医内科常见病诊疗指南》"骨质疏松症"。

3.2 鉴别诊断

3.2.1 脊椎小骨性关节炎

脊椎小骨性关节炎是由于可运动的脊椎小关节软骨变性、破坏而导致的关节软骨、滑膜、关节囊等关节组成成分的一系损害。其疼痛表现为关节开始活动时明显，随着活动继续，疼痛可逐步好转、消失。病情加重后可出现椎小关节变形，疼痛程度不断加重，关节活动逐步受限，脊柱主、被动活动时均有明显的疼痛。

3.2.2 腰肌劳损

有明显的腰扭伤或体力劳动病史，多发生在健康的中青年人群。经过适当时间的物理治疗或休息，疼痛可完全消失。

3.2.3 外伤性脊椎压缩性骨折

有明显的外伤过程，表现以脊柱疼痛、活动障碍为主，相应受伤节段的皮下瘀斑、棘突叩击痛，或伴有相应受伤节段的脊髓受压迫症状。放射辅助检查可见受伤椎骨骨折或椎体楔形样变、暴裂样变。

3.2.4 多发性骨髓瘤

约6%的患者以疼痛为主要的首发症状，起病间歇、游走，类似风湿痛，以后逐渐加重，变为持续疼痛，或广泛的钝痛或剧痛。最常见的部位是脊柱腰段，其次是胸廓和肢体。患者常有消瘦、贫血、血沉增快，尿蛋白阳性，骨髓检查有异常的瘤细胞。

3.2.5 转移性骨肿瘤

多数转移癌集中于躯干和四肢近端长骨的松质骨内，椎体也为转移癌最好发部位。多为溶骨型，少数为增生型，在少数病例中，二者能同时存在。主要症状为日益加重而由间隙性逐渐变为持续性的深部疼痛，疼痛常固定在骨肿瘤发生的部位，呈持续进行性加重，夜间疼痛难眠，在脊椎由于肿瘤对骨骼的破坏或向椎管内侵袭，可出现下肢瘫痪，患者常有消瘦、贫血、血沉增快，部分患者有原发性肿瘤病史。

4 辨证

参照《中医内科常见病诊疗指南》"骨质疏松症"。

5 治疗

5.1 治疗原则

以理筋、调曲、练功为主要原则。

5.2 治疗方法

5.2.1 理筋疗法

5.2.1.1 药熨法

取温经通络药物打成粗粉，加酒、醋各半拌匀，加热后纱布包裹，熨腰背部，改善肌肉功能，每次30分钟。

5.2.1.2 针刺法

取颈、胸、腰夹脊穴，配肺俞、脾俞、肝俞、肾俞、曲池、合谷、髀关、风市、足三里、阳陵泉、三阴交。病变部位腧穴应反复叩刺，以局部微热或充血为度。

5.2.1.3 推拿法

沿脊柱两侧行轻柔按摩，伴有下肢症状者，行下肢按摩手法以改善下肢血液循环。

5.2.1.4 刺络放血拔罐法

用皮肤针重叩脊柱两侧，使之少许出血，加拔火罐。

5.2.2 正脊调曲疗法

牵引调曲法：选用仰卧位颈椎布兜牵引法和应用四维整脊牵引床辨证行四维调曲法治疗，调颈、胸、腰曲度。（牵引调曲法具体操作方法及适应证、禁忌证、注意事项见附录A）

上述理筋、调曲疗法每日1次，10次一疗程，休息1日，再行第二疗程。

5.2.3 药物疗法

常型可选用具有滋补肝肾、接骨续筋、强身壮骨的中成药，如仙灵骨葆胶囊，治疗骨质疏松和骨质疏松症，以促进骨形成，抑制骨吸收，增加椎骨密度。也可局部敷贴活血舒筋类膏药。其他参照《中医内科常见病诊疗指南》"骨质疏松症"。

5.2.4 C臂（或G臂）引导下行微创病椎椎体成形术

5.2.5 练功疗法

根据患者症状，选用"健脊强身十八式"中的第一式、第十式、第十一式、第十四式、第十五式、第十六式、第十七式，行功能锻炼，辅助治疗。（图示见附录B）

5.3 注意事项

5.3.1 一般2疗程显效，临床疗效观察为4~6疗程。肌肉神经功能恢复需要更长时间。

5.3.2 做脊柱骨质疏松并发症患者检查时，不宜做脊柱各段的被动活动。

5.3.3 禁用正脊骨法。

5.3.4 在做颈椎布兜牵引法和四维调曲法牵引时，需要严格注意患者的承受能力。

5.3.5 按摩手法切忌暴力。

5.3.6 做微创椎体成形术必须通过辅助检查证实病椎体后壁有无破损。

5.3.7 补充雌激素和钙可以缓解甚至完全防止妇女绝经后易患骨质疏松症的骨丢失。寻找天然植物雌激素作为替代品有重要意义。可选用调补肝肾、缓解骨质疏松类营养品，如氨糖胶囊、三七葡萄籽胶囊、枸杞茯苓胶囊等。

5.3.8 药敷时温度以患者适应为宜，不能过烫，避免烫伤；所用药物尽量选择对皮肤刺激小的，敷后如局部皮肤有红点、出现过敏反应者，需停用本法。

附录A 正脊调曲法适应证、禁忌证、操作方法、注意事项

(资料性附录)

1 正脊骨法

1.1 按脊松枢法

1.1.1 适应证

需要理筋、调曲的各种脊柱伤病。

1.1.2 禁忌证

1.1.2.1 脊柱骨结核。

1.1.2.2 脊柱骨肿瘤。

1.1.2.3 脊柱骨髓炎。

1.1.2.4 严重的骨质疏松者。

1.1.2.5 腰椎滑脱者不宜在腰椎按压。

1.1.3 操作方法

1.1.3.1 术式一

患者俯卧位，医者用双拇指指腹自大椎穴开始，自上而下，垂直按压在脊柱双侧椎板上，反复3~5遍；然后让患者侧卧，屈曲脊柱，医者握拳，用小鱼际肌侧拳叩击颈胸枢纽、胸腰枢纽及腰骶枢纽。

1.1.3.2 术式二

又称"过伸足蹬法"，本法适用于青壮年，不宜用于中老年患者。方法：患者俯卧，医者将患者一下肢提起过伸牵拉，用另一足跟沿大椎以下一个一个椎体轻轻踩压。

1.1.4 注意事项

1.1.4.1 按压时缓慢移动。

1.1.4.2 力度因人而异，逐渐增加。

1.1.4.3 对枢纽关节处叩击注意力度，以患者无痛苦为宜。

1.2 寰枢端转法

1.2.1 适应证

寰枢关节错位。

1.2.2 禁忌证

1.2.2.1 寰枢椎先天畸形。

1.2.2.2 外伤所致寰枢关节错位急性期。

1.2.3 操作方法

患者端坐，医者站在患者侧后方。医者一手拇指、食指分别置于寰椎两侧（相当于两侧风池穴位置），另一肘托起患者下颌，两手同时稍用力将患者头颅轻轻向上提，然后轻轻向突出一方旋转10°以内，稍旋即放下，每次端转不超过1分钟，作3~5次欲合先离手法后，再反向端转，即可感到突出的侧凸下有空虚感，无压痛，表明已复位。

1.2.4 注意事项

1.2.4.1 端提时间不要超过1分钟，否则影响患者吞咽活动。

1.2.4.2 端提时要持续用力，不可用暴力。

1.2.4.3 旋转头颅不宜超过10°。

1.3 牵颈折顶法

1.3.1 适应证

颈椎曲度变浅、消失、反弓及成角类的颈椎病。

1.3.2 禁忌证

1.3.2.1 各种颈部疾病急性期。

1.3.2.2 颈椎结核。

1.3.2.3 颈椎肿瘤。

1.3.2.4 颈椎骨髓炎。

1.3.2.5 颈椎曲度加大者。

1.3.3 操作方法

1.3.3.1 术式一

患者仰卧位，先对颈部施以理筋松筋手法，然后医者用双手掌抱住枕部对颈椎牵拉 1 到 3 分钟，再用四指指腹在颈项后背部，从第 7 颈椎往前随牵、随揉、随折顶颈椎棘突，反复牵、顶，约 20 分钟。

1.3.3.2 术式二（旋转解锁法）

让患者自我高度旋转颈椎，医者一手牵拉后枕，另一手前臂提下巴，脚部按压对侧肩关节，两手对抗用力，将颈 6～7 椎和胸椎拉开。

1.3.4 注意事项

1.3.4.1 在松筋后实施该法。

1.3.4.2 急性颈椎间盘突出症和颈椎管狭窄症慎用。

1.4 颈椎旋提法

1.4.1 适应证

颈椎棘突偏歪的各类颈椎病。

1.4.2 禁忌证

1.4.2.1 诊断不明确，未经过 X 线摄片排除先天畸形及骨病者。

1.4.2.2 60 岁以上患者和 16 岁以下儿童，或合并脊椎骨质疏松者。

1.4.2.3 严重心脏病、甲亢患者。

1.4.2.4 椎间盘突出压迫硬脊膜囊大于 1/2 者。

1.4.2.5 颈椎手术后。

1.4.2.6 颈椎陈旧性骨折脱位者。

1.4.2.7 牵引下禁用此法。

1.4.2.8 颈曲消失、反弓者慎用。

1.4.3 操作方法

患者端坐，医者立于患者后方，先用推拿法松解颈肌，嘱患者头颈屈曲，医者用四指按压后枕，嘱患者头颈旋转至最大，医者右肘兜患者下颌，左手拇指按压患椎左侧，并轻轻兜颌向上，即可听到颈部"咯"的一声，表明复位成功。右侧与左侧操作相反。

1.4.4 注意事项

1.4.4.1 切忌暴力旋转，超过颈部正常旋转范围的旋转，应视为暴力旋转。

1.4.4.2 旋转到位即可，不宜盲目追求"咯咯"声。

1.4.4.3 旋转法慎用中立位，因此法旋转力多在第 5 椎以上，容易造成骨折脱位。

1.5 提胸过伸法

1.5.1 适应证

1.5.1.1 合并胸椎侧凸的各类颈椎病。

1.5.1.2 胸椎侧弯症。

1.5.1.3 脊椎骨骺软骨病。

1.5.1.4 脊源性悸、怔忡症。

1.5.1.5 脊源性胃肠功能紊乱症。

1.5.2 禁忌证

严重骨质疏松患者。

1.5.3 操作方法

1.5.3.1 术式一

患者骑坐在整脊椅上，面向前，双手十指交叉抱项部，医者站在患者后方，用一膝顶上段胸椎，双手自患者肩上伸向两侧胁部，然后双手抱两胁将患者向后上方提拉。

1.5.3.2 术式二

患者骑坐在整脊椅上，面向前，双手十指交叉抱项部，医者站在患者背后，双手自患者腋下穿过，向上反握其双前臂，用前胸顶患者胸背，然后双手用力，将患者向后上方提拉。

1.5.4 注意事项

膝顶法向前顶力不能过大。

1.6 胸腰旋转法

1.6.1 适应证

1.6.1.1 胸腰椎小关节紊乱。

1.6.1.2 腰椎滑脱症。

1.6.1.3 腰椎间盘突出症。

1.6.1.4 腰椎管狭窄症。

1.6.1.5 脊柱侧弯症。

1.6.1.6 脊源性月经紊乱症。

1.6.1.7 脊源性下肢骨性关节炎。

1.6.1.8 脊源性胃肠功能紊乱症。

1.6.1.9 强直性脊柱炎脊柱畸形症。

1.6.2 禁忌证

1.6.2.1 胸腰椎手术后。

1.6.2.2 腰椎严重骨质疏松。

1.6.2.3 孕妇。

1.6.2.4 胸腰椎骨肿瘤。

1.6.2.5 胸腰椎骨结核。

1.6.2.6 胸腰椎骨髓炎。

1.6.2.7 腰椎间盘突出症急性期慎用。

1.6.2.8 腰僵未缓解者慎用。

1.6.3 操作方法

患者骑坐在整脊椅上，面向前，双手交叉抱后枕部，略向前屈至以胸12腰1为节段顶点。以左侧为例，助手固定患者右髋，医者立于患者左侧后方，左手经过患者左臂前至颈胸背部（大椎以下），右手固定于胸腰枢纽关节左侧，左手旋转患者胸腰部，待患者放松后，双手相对同时瞬间用力，即左手向左旋转的同时右手向右推，可听到局部"咯嗒"声。右侧操作与左侧相反。

1.6.4 注意事项

1.6.3.4 施法时需有助手固定髋部。

1.6.3.4 忌为强求响声，反复旋转。

1.7 腰椎旋转法

1.7.1 适应证

1.7.1.1 腰椎后关节错缝。

1.7.1.2 腰骶后关节病。

1.7.1.3 腰椎间盘突出症。

1.7.1.4 腰椎管狭窄症。

1.7.1.5 腰椎侧弯症。

1.7.2 禁忌证

1.7.2.1 同胸腰枢纽旋转法禁忌证。

1.7.2.2 椎间盘突出压迫硬脊膜囊大于1/2者。

1.7.2.3 椎弓崩解、脊柱滑脱者慎用。

1.7.3 操作方法

患者骑坐在整脊椅上，面向前，双手交叉抱后枕部，向前屈至棘突偏歪处为顶点。以棘突左偏为例，助手固定右髋，医者立于患者左侧后方，左手穿过患者左腋下至对侧肩部，右手掌固定于偏歪棘突左侧，左手摇动患者腰部，待患者放松后，双手相对同时瞬间用力，即左手向左旋转的同时右手向右推，可听到局部"咯嗒"声。右侧操作与左侧相反。

1.7.4 注意事项

同胸腰枢纽旋转法。

1.8 腰骶侧扳法

1.8.1 适应证

1.8.1.1 腰椎后关节错缝症。

1.8.1.2 腰椎间盘突出症。

1.8.1.3 腰骶后关节病。

1.8.1.4 骶髂关节错缝症。

1.8.2 禁忌证

1.8.2.1 不明确诊断，未排除骶骨、髂骨结核、肿瘤者。

1.8.2.2 椎弓峡部不连、椎弓崩解、椎体滑脱者。

1.8.2.3 骨质疏松患者。

1.8.2.4 孕妇。

1.8.2.5 胸腰椎手术后。

1.8.3 操作方法

患者取侧卧位。以左侧卧位为例，医者面向患者站立，右手或前臂置于患者右腋前，左手前臂置于患者右臀部，在患者充分放松情况下，两手相对同时瞬间用力，力的交点在腰骶枢纽关节处。右侧卧位与此相反。

1.8.4 注意事项

1.8.4.1 侧卧体位，躯体和下肢在一中轴线上。

1.8.4.2 如怀疑一侧椎间孔压迫神经根者，应取健侧卧位，而且不宜左右侧扳。

1.8.4.3 腰僵者慎用。

1.9 过伸压盆法

1.9.1 适应证

1.9.1.1 骶髂关节错缝症。

1.9.1.2 腰骶后关节病。

1.9.1.3 骨盆倾斜者。

1.9.2 禁忌证

1.9.2.1 同腰骶枢纽侧扳法禁忌证。

1.9.2.2 有髋关节病变者。

1.9.3 操作方法

患者取俯卧位，医者立于患侧，用一肘托起患侧大腿，使其后伸，另一手与托腿手相握，肘部按压患侧骶髂关节处，后慢慢使患侧下肢后伸至极限，按压之手肘部稍用力往下按压，听到"咯嗒"声，复位成功。

1.9.4 注意事项

后伸下肢注意保护髋关节，防止过伸导致股骨颈骨折。

1.10 手牵顶盆法

1.10.1 适应证

同过伸压盆法。

1.10.2 禁忌证

1.10.2.1 诊断不明者。

1.10.2.2 椎弓裂、脊椎滑脱者。

1.10.2.3 孕妇。

1.10.2.4 有下肢疾患者慎用。

1.10.3 操作方法

1.10.3.1 术式二

患者侧卧位，患侧在上，健侧屈膝，医者用一足跟蹬住健侧小腿，双手握住患侧踝部，待患者放松后，手足同时协调突然用力上牵下蹬。

1.10.3.2 术式二

让患者将双膝双髋屈曲，医者按压膝部，左右滚动骨盆。

1.10.4 注意事项

患者身体与下肢保持在同一水平位，手足用力协调。

2 牵引调曲法

2.1 颈椎布兜牵引法

2.1.1 适应证

2.1.1.1.1 颈椎骨折脱位。

2.1.1.1.2 一切颈曲异常、椎体旋转移位的颈椎病变。

2.1.1.1.3 颈椎间隙变窄者。

2.1.2 禁忌证

2.1.2.1 诊断不明确者。

2.1.2.2 以头晕为主诉颈椎病患者。

2.1.2.3 颈椎曲度消失、反弓及老年、儿童患者禁用坐位颈椎牵引。

2.1.2.4 颈椎曲度存在者慎用坐位颈椎牵引。

2.1.2.5 各种颈部疾病急性期。

2.1.2.6 颈椎半切综合征。

2.1.3 操作方法

患者仰卧于倾斜约30°角的颈椎牵引床上，头高脚低，用牵引布兜固定好头部，然后悬挂重量进行牵引。牵引重量为3~6kg，时间为30分钟左右。

2.1.4 注意事项

2.1.4.1 固定布兜时必需前额兜长，后枕兜短。

2.1.4.2 牵引时患者仰卧位，两目平视，鼻尖、下颌尖在一水平线上。

2.1.4.3 布兜安置不能压迫到颈动脉及男性喉结。

2.1.4.4 牵引重量以3~6kg为宜，在此范围内视患者颈肌强弱而增减，不能超重牵引。

2.1.4.5 颈椎牵引时，密切注意病人自我感觉，患者出现头晕、胸闷等不适者，应立即撤除牵引。

2.1.4.6 撤除颈椎牵引后，需卧床休息10分钟左右。

2.1.4.7 颈椎牵引时禁用手法正骨。

2.2 仰卧骨盆牵引法

2.2.1 适应证

2.2.1.1 胸、腰、骨盆损伤。

2.2.1.2 腰骶关节移位，腰4~5椎体旋转位移者。

2.2.1.3 青年人腰椎间盘突出症。

2.2.1.4 腰椎后关节错缝。

2.2.1.5 腰骶关节病

2.2.2 禁忌证

2.2.2.1 诊断不明确，未经过X线摄片诊断骨关节力学改变者。

2.2.2.2 腰椎间盘突出症急性期牵引后疼痛加重者。

2.2.2.3 合并严重高血压、心脏病、哮喘及甲亢者。

2.2.2.4 孕妇及严重骨质疏松患者。

2.2.2.5 腰椎手术后患者。

2.2.2.6 脊柱骨结核。

2.2.2.7 脊柱骨髓炎。

2.2.2.8 脊柱骨肿瘤。

2.2.3 操作方法

患者仰卧在牵引床上，将上端牵引带束于胸下部，下端牵引带束于髂骨上，然后根据病情、体重等来调整重量进行纵轴牵引。牵引时间为30~40分钟，牵引重量为20~40kg，每日1~2次。临床上牵引时间和重量均从最小值逐渐增加作持续性牵引，儿童患者据体重酌减，最大牵引力不能超过体重的1/2。

2.2.4 注意事项

2.2.4.1 禁用突发性牵引。

2.2.4.2 慎用在牵引时扭转骨盆。

2.2.4.3 牵引时密切关注患者感觉，牵引重量不能过重。

2.2.4.4 牵引后需卧床休息与牵引相同的时间。

2.3 一维调曲法

2.3.1 适应证

2.3.1.1 胸、腰、骨盆损伤。

2.3.1.2 腰椎间盘突出症。

2.3.1.3 腰椎管狭窄症。

2.3.1.4 腰椎滑脱症。

2.3.1.5 脊柱侧弯症。

2.3.1.6 腰骶关节病。

2.3.1.7 脊源性月经紊乱症。

2.3.1.8 脊源性下肢骨性关节炎。

2.3.1.9 强直性脊柱炎脊柱畸形症。

2.3.2 禁忌证

　　同仰卧骨盆牵引法禁忌证。

2.3.3 操作方法

　　患者俯卧于四维整脊牵引床上，将上端牵引带束于胸下部，下端牵引带束于髂骨上。然后根据病情、体重等来调整重量进行纵轴牵引。牵引时间为 30~40 分钟，牵引重量为 20~40kg，每日 1~2次。牵引调整好重量后，根据患者腰椎曲度异常情况，进行加压调曲治疗。腰曲加大者，在胸腰枢纽和腰骶枢纽分别加压；腰曲减小、变直或反弓者，在腰椎中部（约第三腰椎处）加压；腰骶轴交角变小者，在腰骶枢纽处加压。加压以 2.5~5kg 沙袋为宜。

2.3.4 注意事项

2.3.4.1 牵引时密切观察患者病情，若有疼痛、麻木加重者，及时撤除牵引。

2.3.4.2 临床上牵引时间和重量均从最小值逐渐增加，儿童患者据体重酌减，最大牵引力不能超过体重的 1/2。

2.3.4.3 牵引重量不能过重。

2.3.4.4 牵引后需卧床休息与牵引相同的时间。

2.3.4.5 老年患者可选用腋下牵引带。

2.4　二维调曲法

2.4.1 适应证

2.4.1.1 腰椎间盘突出症伴有单侧下肢麻木或疼痛者。

2.4.1.2 腰椎滑脱症伴有单侧下肢麻木或疼痛者。

2.4.1.3 腰椎管狭窄症伴有单侧下肢麻木或疼痛者。

2.4.1.4 脊柱侧弯症骨盆倾斜者。

2.4.2 禁忌证

　　同仰卧骨盆牵引法禁忌证。

2.4.3 操作方法

　　患者俯卧于四维整脊牵引床上，按照一维调曲法固定好上、下两端牵引带，然后用单下肢牵引带束于有症状的下肢，并使其外展30°角。先按照一维调曲法调整好重量，牵引重量为 20~40kg，再调整痛肢牵引重量至 6~8kg，儿童患者重量酌减。牵引调整好重量后，根据患者腰椎曲度异常情况，进行加压调曲治疗。参照一维调曲法。牵引时间为 30~40 分钟，每日 1 次。

2.4.4 注意事项

2.4.4.1 同一维调曲法。

2.4.4.2 患肢有严重骨性关节病者慎用。

2.5　三维调曲法

2.5.1 适应证

2.5.1.1 腰椎滑脱症。

2.5.1.2 腰椎后关节错缝症。

2.5.1.3 腰曲加大需要调曲类伤病。

2.5.1.4 腰骶轴交角变小类伤病。

2.5.2 禁忌证

2.5.2.1 同仰卧骨盆牵引法禁忌证。

2.5.2.2 严重下肢骨性关节病患者。

2.5.2.3 严重静脉曲张患者。

2.5.3 操作方法

患者仰卧于四维整脊牵引床上，将双下肢牵引带束于膝关节上下端。调整治疗仪，使双下肢缓慢逐渐升起，随时观察患者变化。角度以下肢伸直，髋关节与躯干呈90°角为标准。牵引时间为 20～30 分钟，以患者耐受为度。

2.5.4 注意事项

2.5.4.1 束于下肢的带子不能固定在髌骨上，而且要松紧适度，不能太紧，以免影响血液循环。

2.5.4.2 悬吊牵引需逐步升高，并随时观察患者病情变化。

2.5.4.3 悬吊牵引力的支点在腰骶枢纽关节处。

2.5.4.4 牵引时间以患者耐受为度，逐渐增加牵引时间。

2.5.4.5 牵引时密切观察患者足背动脉搏动情况。

2.5.4.6 撤除牵引时要匀速、缓慢。

2.6 四维调曲法

2.6.1 适应证

2.6.1.1 屈曲型胸腰椎骨折脱位。

2.6.1.2 腰椎曲度变直、反弓的腰椎间盘突出症。

2.6.1.3 腰椎曲度变直、反弓的腰椎管狭窄症。

2.6.1.4 腰椎曲度变直、反弓的腰椎后关节错缝症。

2.6.1.5 脊柱侧弯症。

2.6.2 禁忌证

同三维调曲法禁忌证。

2.6.3 操作方法

患者俯卧于四维整脊牵引床上，将环套过腋下，双下肢牵引带束于膝关节上下端；用升降板将下半身托起，胸腰段与上半身呈25°～45°角，调整治疗仪，使双下肢缓慢逐渐升起，下肢与下半身呈悬吊状，后将托板放至离下肢约30cm处，以下腹部离开托板为宜；下肢与牵引床的角度根据患者腰椎曲度进行调整，一般情况下力的支点作用在胸腰枢纽关节处。牵引时间为 20～30 分钟，以患者耐受为度，牵引解除后，卧床休息 10～20 分钟才能下地。

2.6.4 注意事项

2.6.4.1 束于下肢的带子不能固定在髌骨上，而且要松紧适度，不能太紧，以免影响血液循环。

2.6.4.2 双下肢悬吊需逐步升高，并随时观察患者病情变化。

2.6.4.3 牵引时间以患者耐受为度，逐渐增加牵引时间。

2.6.4.4 牵引时密切观察患者足背动脉搏动情况。

2.6.4.5 撤除牵引时要匀速、缓慢，解开下肢牵引带后缓慢将托板放下。

附录 B　健脊强身十八式图示

（资料性附录）

（一）颈椎劳损练功法

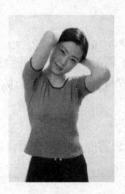
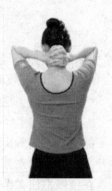

第一式　抱头侧颈式　　　　　　第二式　虎项擒拿式

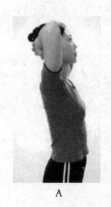
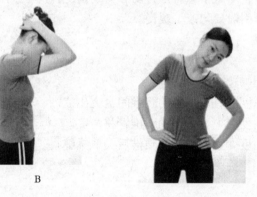

A　　　　　　　　　　B

第三式　抱头屈伸式　　　　　　第四式　侧颈双肩松胛式

（二）胸椎劳损练功法

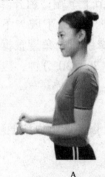
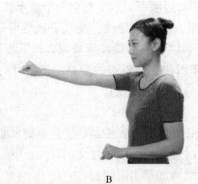
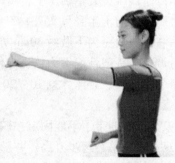

A　　　　　　　　　　B　　　　　　　　　　C

第五式　左右开弓式

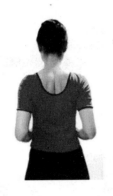 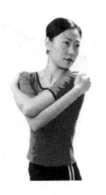 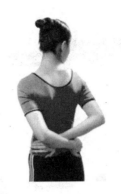

第六式　双胛合拢式　　　　　第七式　抱肩转胸式　　　　　第八式　抱背转胸式

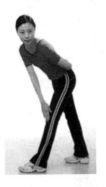 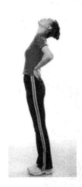

第九式　摸膝转胸式　　　　　第十式　挺胸后伸式

（三）腰椎劳损练功法

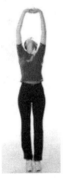 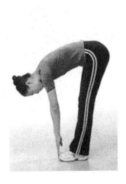 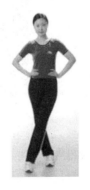

第十一式　顶天立地式　　第十二式　点头哈腰式　　第十四式　剪步转盆式

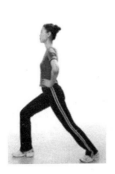 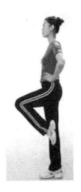

第十五式　前弓后箭式　　　　第十五式　金鸡独立式

附录 B

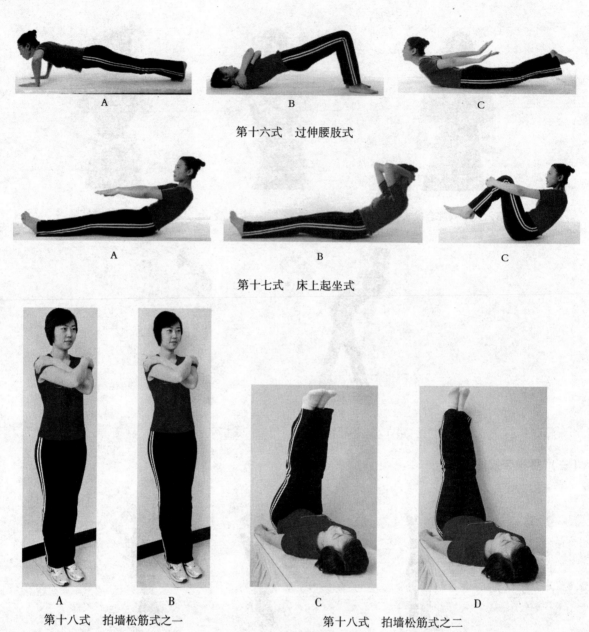

A　　　　　　　　　　B　　　　　　　　　　C

第十六式　过伸腰肢式

A　　　　　　　　　　B　　　　　　　　　　C

第十七式　床上起坐式

A　　　　　　B　　　　　　C　　　　　　D

第十八式　拍墙松筋式之一　　　　　第十八式　拍墙松筋式之二